Eine andere Sicht auf die Entstehung
der sporadischen Form der Alzheimerkrankheit

Norbert Wrobel, in Berlin lebend, studierte Medizin und wurde 1984 als Arzt approbiert. In einer breit angelegten universitären Grundausbildung an der Freien Universität (FU) Berlin spezialisierte er sich nachfolgend in den Bereichen Innere Medizin und Intensiv- und Notfallmedizin, später zusätzlich in der Altersmedizin. Seitdem ist er in der stationären Krankenversorgung aktiv. Sein aktueller Forschungsschwerpunkt bezieht sich auf chronisch degenerative Krankheiten von Gehirn, Herz und der Skelettmuskulatur.

Hinsichtlich der sporadischen Form der Alzheimerkrankheit hat eine Reduktion auf einen molekularbiologischen oder -genetischen Hergang wenig befriedigend zum Verständnis ihrer Entwicklung beigetragen. Erst aus emergenter Perspektive mit kritischer Würdigung vorhandener Hypothesen zur Krankheitsentstehung und unter Einschluss grundlegender Erkenntnisse aus den Naturwissenschaften wird deren Pathoätiogenese klarer. Vor einem überaus komplexen Hintergrund sticht der energetische Faktor hervor. Die Effizienz einiger Prozesse bei zellulärer Energieverwertung und -gewinnung verweist auf quantenbiologische Prinzipien. Vor diesem Hintergrund werden potenziell neue diagnostische und therapeutische Verfahren diskutiert.

Hinweis:

Die eingeklammerten fett gedruckten Zahlen im Text verweisen auf einen Eintrag im Literaturverzeichnis.

Norbert Wrobel

Eine andere Sicht auf die Entstehung der sporadischen Form der Alzheimerkrankheit

Neuronale, mitochondriale Energetik - Quantenbiologischer Hintergrund

Herausgegeben von
Klaus-Dieter Sedlacek

Wissenschaftliche Bibliothek Bd. 22

Bibliografische Information Der Deutschen Bibliothek:
Die Deutsche Bibliothek verzeichnet diese Publikation
in der Deutschen Nationalbibliografie; detaillierte
bibliografische Daten sind im Internet über
http://dnb.ddb.de
abrufbar.

Herausgeber: Klaus-Dieter Sedlacek
Coverdesign, Buchsatz: Sedlacek
Internet: http://klaus-sedlacek.de
© 2018
Herstellung und Verlag: BoD – Books on Demand, Norderstedt.
ISBN: 9783746056920

Inhaltsverzeichnis

1 EINE ANDERE SICHT AUF DIE ENTSTEHUNG DER SPORADI-
SCHEN FORM DER ALZHEIMERKRANKHEIT: NEURONALE,
MITOCHONDRIALE ENERGETIK...8

1.1 Einführung..8

1.2 Was ist aktuell zur Alzheimerkrankheit bekannt?...................9

    1.2.1 Amyloidkaskade...9

    1.2.2 Diagnostische Möglichkeiten...13

    1.2.3 Therapeutische Möglichkeiten.......................................13

    1.2.4 Mitochondriale Aspekte..13

        1.2.4.1 Seitblick: Qualitätskontrolle bei der Proteinfaltung...........14

1.3 Charakteristik zellulärer Mitochondrien.................................16

1.4 Energiegewinnung: Atmungskette...18

        1.4.1.1 Seitblick: Elektronentransportkette (ETC)...................20

        1.4.1.2 Seitblick: Besonderheiten der Porphyrine und Enzyme.........22

1.5 Mutation: Auswirkung auf die mitochondriale DNA.................25

        1.5.1.1 Seitblick: Mutation, Methylierung.............................27

1.6 Schädigung: Oxidativer Stress, Reaktive Sauerstoffspezies,
Alterung..29

    1.6.1 Reaktive Sauerstoffspezies...29

    1.6.2 Alterung..30

1.7 Regulation: Mitochondriale Dynamik (Fusion, Fission)...........32

1.8 Signalisierung: Seneszenz und Apoptose (programmierter Zelltod).35

    1.8.1 Seneszenz..35

    1.8.2 Apoptose..37

2 RELEVANTE PATHOPHYSIOLOGISCHE MECHANISMEN........40

2.1 Dynamischer Energie-Metabolismus.....................................40

    2.1.1 Astrozyten-Neuronen-Laktat-Shuttle (ANLS)-Hypothese....40

    2.1.2 Neuroenergetisches Modell...42

        2.1.2.1 Seitblick: Warburg-Effekt, Inverser Warburg-Effekt.........43

2.2 Mitochondriale Dynamik und entwicklungsgeschichtliche Aspekte...45

2.3 Dynamik der mtDNA Heteroplasmie und Manifestation von
Krankheiten...46

    2.3.1 Homo- und Heteroplasmie...46

    2.3.2 Manifestation von Krankheiten.......................................48

3 POTENZIELL GEEIGNETE DIAGNOSTISCHE UND THERAPEU-TISCHE VERFAHREN..50

3.1 Diagnostische Möglichkeiten..50

3.1.1 Weiterentwicklung optischer, informationsbasierter Biomarker..........50
3.1.1.1 Energie-Stoffwechsel..52
3.1.1.2 Mitochondriale Redox-Marker...53
3.1.1.3 Elektronenakzeptoren NADH/FAD..53
3.1.1.4 Mitochondriale Dynamik...54
3.1.2 Biomarker zur Erfassung neuronaler Seneszenz und Apoptose........55
3.1.2.1 Seneszenz..55
3.1.2.2 Apoptose/Programmierter Zelltod...57

3.2 Therapeutische Möglichkeiten...58

3.2.1 Multimodale Therapieansätze...58
3.2.2 Metabolische Eingriffe...59
3.2.3 Antioxidative Therapie...60
3.2.4 Mitochondriale Dynamik..60
3.2.5 Homo – und Heteroplasmie, CrisprCas9 –Technik und Genersatztherapie..62

4 NEUE SICHT AUF DIE NEURODEGENERATION DER SPORADI-SCHEN FORM DER ALZHEIMERKRANKHEIT 64

4.1 Evolutive Umweltinteraktionen..64

4.2 Inverse Warburg-Effekt..65

4.3 Folgen von mtDNA-Mutationen: Seneszenz und programmierter Zelltod...65

4.4 Folgen einer gestörten Proteinqualitätskontrolle.........................66

4.5 Energetisch-genetische Wechselbeziehung................................67

4.6 Plastizität des Gehirns...67

4.7 Gesundes und pathologisches Altern...67

4.8 Ergebnis und Schlussfolgerungen...68

5 EINE ANDERE SICHT AUF DIE ENTSTEHUNG DER SPORADI-SCHEN FORM DER ALZHEIMERKRANKHEIT: QUANTENBIOLOGISCHER HINTERGRUND......................................70

5.1 Von der biologischen Quantenphysik zur Quantenbiologie..............70

5.2 Physikalische Realität und Wirklichkeit......................................74

5.3 Von der statistisch-physikalischen zur elementaren Information: Bit und Qubit...77

5.3.1 Zusammenhang zwischen statistischer Information und Entropie......77
5.3.2 Zusammenhang zwischen Quanteninformation und Messprozess.....81
5.3.3 Wechselwirkungen im Lebenden über Bit und Qubit..........................82
5.4 Neuartige Messverfahren als biophysikalische Biomarker?............84
    5.4.1 Möglichkeiten einer entropie- bzw. informationsbasierten Diagnostik.85
    5.4.2 Möglichkeiten einer quantenphysikalisch basierten Diagnostik..........86
        5.4.2.1 Fluoreszenz-Resonanzenergietransfer.................................86
        5.4.2.2 Elektronentransport durch Porphyrine...............................87
        5.4.2.3 Prinzipielle Nachweismöglichkeit von Quanteneffekten im Hämoglobin 89
    5.4.3 Sind diagnostisch und therapeutisch integrierte Prozeduren prinzipiell möglich?......................89
5.5 Wie könnte menschliches Leben nach quantenbiologischen Gesichtspunkten funktionieren?......................91
    5.5.1 Reiner und alltäglicher Zufall 91
    5.5.2 Evolutive Bewusstheit......................92
    5.5.3 Integrität der biologischen Raum-Zeit-Konstruktion.........................93
    5.5.4 Leben zwischen Gesundheit und Krankheit...................................94

6 DER MITOCHONDRIALE ENERGIEASPEKT AUS QUANTEN-BIOLOGISCHER PERSPEKTIVE: DAS QUANTEN-MITOCHONDRIUM.........................97

6.1 Elektronentransportkette..................................97

6.2 Enzyme..................98

6.3 Mitochondriale Dynamik (Fusion und Fission)...............99

6.4 DNA Mutation.............100

6.5 Reaktive Sauerstoffspezies (ROS)...............102

6.6 Proteinfaltung...............102

6.7 Steuern bewusste Prozesse die Proteinqualitätskontrolle?............104

6.8 Bedeutung des reinen Zufalls...............106

7 ZUSAMMENFASSUNG UND AUSBLICK........................108

8 LITERATURVERZEICHNIS........................111

9 INDEX........................131

1 Eine andere Sicht auf die Entstehung der sporadischen Form der Alzheimerkrankheit: Neuronale, Mitochondriale Energetik

1.1 Einführung

Der Alzheimerkrankheit lassen sich unterschiedliche Entitäten zuordnen. Eine rein genetisch bedingte, familiäre Form der Erkrankung ist von der sporadisch auftretenden abzugrenzen. Letztere tritt vorwiegend im höheren Lebensalter auf und hat eine multifaktorielle Genese.

Demnach ist die sporadische Form der Alzheimerkrankheit eine altersabhängige, neurodegenerative Störung des Gehirns. Klinisch zeichnet sich diese durch einen fortschreitenden Verlust kognitiver Fähigkeiten und damit verbundenen Verhaltensauffälligkeiten und neuropsychologischen Symptomen aus. Der Amyloidtheorie nach ergibt sich ihre Pathognomie aus durch Proteinfehlfaltung entstandenen, extrazellulär gelagerten Amyloid (Aß)-Plaques sowie aus hyperphosphoryliertem Tau gebildeten, intrazellulär gelegenen Neurofibrillen. Diese Kaskade ist in einigen Teilen hypothetischer Natur **(1)** und wird deswegen kontrovers diskutiert. Insbesondere die Umstände der zum Untergang einer Nervenzelle führenden Mechanismen können nicht vollständig erklärt werden. Auch nicht, warum existente Plaques und kognitive Einschränkungen nicht zwangsläufig korreliert sind. Vor allem aber lassen sich kognitive Fähigkeiten nach therapeutischer Verabreichung von Biologika, mit dem Ziel, Plaques zu reduzieren oder entfernen, nicht entscheidend verbessern, was einer Falisifizierung der entsprechenden Hypothese gleichkommt.

Dem wird gegenübergestellt die Hypothese einer Nervenzellschädigung aufgrund einer mitochondrialen, bioenergetisch verursachten Dysfunktion **(2)**. Entwicklungsgeschichtlich ist hierbei der dynamische Aspekt hervorzuheben und berücksichtigt insbesondere die

8

Energievorsorgung einer Zelle, Auswirkung von Mutationen der mitochondrialen DNA und Alterung. Mitochondrien gelten als Kraftwerk einer Zelle und decken den hohen Energiebedarf von Nervenzellen des Gehirns ab. Im Fall einer multifaktoriell bedingten, hochregulierten oxidativen Phosphorylierung steigert sich auch die Rate an reaktiven Sauerstoffspezies und erhöht damit die Chance von Mutationen in der mitochondrialen DNA. Die so begünstigte Alterung einer Zelle, wie auch die Änderung der spezifischen Energie liefernden Eigenschaft der Mitochondrien, wirken sich degenerativ-destruktiv auf die Neuronen des Gehirns aus. Sie werden seneszent oder sterben durch programmierten Zelltod ab.

Alles Leben ist auf komplexe Vorgänge zurückzuführen und benötigt etliche Zutaten, um sich robust ausbilden zu können. Neueren Erkenntnissen zufolge prägte sich tierisches und pflanzliches Leben originär durch quantenmechanische Effekte wie "Tunneln" oder "Kohärenz" aus, während Konkurrenz und Stress konstanter Treiber für die natürliche Selektion war. Ein Meilenstein in dieser Entwicklung war die Entstehung von Eukaryoten und mit ihnen Mitochondrien. Letztere wandelten sich mit der Zeit zu dem entscheidenden Energieversorger einer Zelle, waren zugleich auch in der Lage, Informationen zu verarbeiten, zu speichern und zu nutzen. Ob dysfunktionale Mitochondrien an der Kaskadespitze der sporadischen Form der Alzheimerkrankheit stehen könnten, ist Gegenstand dieser systematischen Abhandlung. Gleichwohl könnte das Ergebnis zu einem typischen Henne-Ei-Problem avancieren. Dann stellte sich auch und vor allem die Frage nach der eigentlichen Substanz.

1.2 Was ist aktuell zur Alzheimerkrankheit bekannt?

1.2.1 Amyloidkaskade

Die Alzheimerkrankheit präsentiert sich regelhaft als eine vorwiegend altersabhängige, progredient verlaufende, neurodegenerative Störung. Im Verlauf der Erkrankung kommt es zur Beeinträchtigung der Orientierung, der Kommunikationsfähigkeit, der autobiografischen Identität und der Veränderung von Persönlichkeitsmerkmalen. Feingeweblich finden sich im extrazellulären Nervengewebe Amyloid β (Aß)-Plaques. Sie bestehen aus fehlerhaft gefalteten ß- Amyloid - Peptiden. Intrazellulär lassen sich Neurofibrillen aus hyperphosphoryliertem Tau nachweisen.

Amyloid ist ein Protein-Polysaccharid-Komplex unterschiedlicher Herkunft. Mehr als 25 solcher Proteine mit unterschiedlicher Struktur und Funktion sind bislang beschrieben worden, unter anderem Immunglobuline, Serumtransportproteine, Apolipoproteine, Hormone und Proteasen. Normalerweise liegt Amyloid im Blutserum in gelöster Form vor. Eine pathologische Situation entsteht durch eine Überproduktion fehlgefalteter und in ihrer Funktion eingeschränkter amyloidogener Proteine. Durch eine Konformationsänderung des ursprünglichen Proteins, mit Umwandlung α-helikaler Strukturen in β-Faltblattstrukturen, entstehen unlösliche Komplexe in Form mikroskopisch kleiner Fasern. Diese können nicht mehr adäquat abgebaut oder ausgeschieden werden und lagern sich deshalb in Zwischen- oder auch Funktionsgewebe ab **(3)** .

Bei der Alzheimer-Krankheit finden sich im Gehirn extrazellulär gelegen harte, aus Amyloid bestehende Plaques. β-Amyloid (Aß) ist ein Proteinfragment des Amyloid-Precursor-Proteins (APP), welches sich unter anderem auch an der Bildung von Kontaktstellen zwischen Nervenzellen beteiligt. APP kann durch drei unterschiedliche Enzyme verschiedenartig gespalten werden. Physiologisch durch α-Sekretase in unmittelbarer Nähe der Membran, worunter ihr n-terminale Ende als lösliches sAPP in den Extrazellulärraum gelangt und normal entsorgt werden kann. Demgegenüber steht der amyloidogene Weg, verursacht durch β -Sekretase, die als membranständiges Enzym APP im Extrazellulärraum schneidet und ein extrazelluläres lösliches Fragment freisetzt. Nachfolgend wird die Transmembranregion des APP durch die γ-Sekretase herausgetrennt. Bei einer fehlerhaften Spaltung am n- und c-terminalen Ende durch β - und γ-Sekretasen entstehen β -Amyloide Aβ -1-40 und Aβ-1-43 sowie das neurotoxisch wirkende

Aβ -1-42. Diese widerstehen allen weiteren Abwehrmechanismen und verbleiben deshalb an Ort und Stelle. Extrazellulär bilden Aβ42-Moleküle zunächst kleinere, oligomere Aggregate, bevor sie zu großen, als harte, unauflösliche Amyloid- Plaques zwischen den Nervenzellen polymerisieren und schließlich von pathologisch veränderten Nervenzellfortsätzen und Glia umgeben werden. Die der Mikroglia entstammenden Immunzellen des Gehirns werden aktiviert und lösen dann entzündliche, gewebsschädigende Reaktionen im Gehirn aus. Ebenso kann sich Amyloid in der Wand kleiner Blutgefäße ablagern. Bedingt durch inflammatorische Prozesse verschlechtert sich deren Durchlässigkeit mit negativer Auswirkung auf Sauerstoff- und Energieversorgung (4). Neueren Erkenntnissen zufolge häuft sich auch innerhalb der Nervenzellen β-Amyloid an. Welche Relevanz dieser Befund hat, ist nicht abschließend geklärt. Möglicherweise handelt es sich um Relikte des im Gehirn aktiven Immunsystems (5).

Darüberhinaus bedingen Aβ42-Plaques eine verstärkte Durchlässigkeit Ca^{2+}-Ionen in neuronaler Membranen, wodurch die synaptische Signalübertragung, etwa in der Hippocampus-Region, beeinflusst wird. In der Folge werden Kurz- und Langzeitgedächtnis beeinträchtigt. Ansonsten sind Ca2^{+}-Ionen ein wesentlicher Bestandteil intrazellulärer Signalkaskaden. Ein erhöhter Einstrom kann Kinasen, beispielsweise Mikrotubuli affinitätsregulierende Kinase (MARK) aktivieren, welche dann Tau-Protein, ein Mikrotubuli assoziiertes Protein (MAP), hyperphosphoryliert. Dieser Prozess führt nach und nach zu ihrer Ablösung aus der Zytoskelettstruktur, mit der Folge einer Aggregation zu neurofibrillären Bündel. Tau-Protein ist für die Aufrechterhaltung der Struktur von Mikrotubuli verantwortlich. Mikrotubuli bilden das Zytoskelett, durch das die zellulären Nährstoffe und andere Moleküle durch die gesamte Zelle transportiert werden. Bei übermäßiger Beladung von Tau-Protein durch Phosphatgruppen werden viele Stabilisierungs- und Transportprozesse gestört, bis schließlich das Zytoskelett mit den mikrotubulären Strukturen kollabiert und so den neuronalen Zelltod herbeiführt (6).

In der Gesamtheit bedingen diese Prozesse eine Zerstörung der Gewebearchitektur. Das Gehirn schrumpft um bis zu 20% seines ursprünglichen Volumens, worunter sich die Windungsfurchen an der Hirnoberfläche vertiefen und Hirnkammern erweitern. Morphologisch atrophiert das Gehirn. Die aufgrund des neuronalen Zelltodes entstandenen Räume werden durch proliferierendes Gliastützgewebe aufgefüllt. Topografisch ist früh die Hippocampusregion betroffen. Im weiteren Verlauf werden kortikale Areale des Temporal- und Frontallappen einbezogen, später auch tiefer liegenden Hirnstrukturen, was einhergeht mit der Zerstörung von den der Informationsweiterleitung und -verarbeitung dienenden Synapsen. In der tiefer liegenden Hirnrinde findet sich der Meynert-Basalkern, dessen Nervenzellen den Überträgerstoff Acetylcholin erzeugen. Sterben Zellen in diesem Kern ab, fehlt Acetylcholin in der Funktion als Neurotransmitter. Schließlich zeichnet sich das Vollbild der neurodegenerativen Alzheimer-Krankheit durch gravierende Hirnleistungs- und psychische Störungen aus. Hierzu zählen unter anderem:

- Gedächtnis

- Erinnerung

- Sprache

- Denk- und Urteilvermögenvermögen

- Erkennen

- Handhabung von Gegenständen

- Orientierung.

Im Laufe der Erkrankung verändert sich zudem das Wesen des Menschen. Es treten Phasen auf mit Argwohn, Aggression, Unruhe, Ängsten, Depression, Wahnerleben, Enthemmung, Affektlabilität oder Apathie sowie einem Interessenverlust in einer großen, intra- und interindividuellen Bandbreite **(7) (8)**.

1.2.2 Diagnostische Möglichkeiten

Adäquate Biomarker sind geeignet, pathologische Veränderungen des Gehirns präklinisch anzuzeigen. Molekularbiologisch gelten bei der Alzheimer-Erkrankung ein in ein Verhältnis gesetztes, aus dem Liquor gewonnenes Amyloid-Aβ-1-42 Peptid und Tau-Protein in Verbindung mit bildgebenden Verfahren, wie Magnetresonanztomografie (MRT), Fluorodeoxyglukose (FDG), Positronen-Emissions-Tomographie (PET) oder die neuen Verfahren der In-vivo-Amyloid-PET-Bildgebung als relevante Biomarker. Ergänzt werden diese um den Immunrezeptor sTrem2 als Ausdruck erhöhter Aktivitäten der Mikroglia **(9)**. Hinzu kommen biometrische Verfahren zur Verlaufsbeobachtung neuropsychologischer Störungen.

1.2.3 Therapeutische Möglichkeiten

Derzeit stehen Alzheimererkrankten vier synthetisch hergestellte Wirkstoffe zur Verfügung: die drei Acetylcholinesterase-Hemmer Donepezil, Rivastigmin und Galantamin sowie der NMDA-Antagonist Memantine. Sie können den Abbau der geistigen Leistungsfähigkeit verzögern, die Symptomatik etwas lindern und die Alltagsfähigkeiten leicht verbessern. Nichtmedikamentös gibt es eine Reihe von therapeutischen und individuellen Zuwendungsangeboten. Molekularbiologische und –genetische bzw. epigenetische Therapiestrategien zielen unter anderem ab auf den Einsatz von Antiköpern oder die aktive und passive Immunisierung bzw. auf Signalisierungen im Immunsystem **(10)**. Ein Durchbruch zeichnet sich bisher nicht ab **(11)**.

1.2.4 Mitochondriale Aspekte

Eine eingeschränkte Funktion kann die mitochondriale Fähigkeit beeinträchtigen, ausreichend Energie in Form von ATP für essenzielle Lebensprozesse bereitzustellen. Mit dazu tragen vor allem Mutationen in mitochondrialer DNA (mtDNA) bei, die bei Zellen mit hohem Energieverbrauch, wie etwa Neuronen, in mehrere tausend Kopien der mtDNA separat in Mitochondrien vorgehalten werden. Hinweise auf eine mitochondriale Dysfunktion bei der Pathogenese der Alzheimerkrankheit ergeben sich unter anderem aus einer verminderten Aktivität der drei relevanten Citratzyklus-Enzym-Komplexe, Pyruvatdehydrogenase, Isocitrat- Dehydrogenase und a-Ketoglutarat-Dehydrogenase **(12)** sowie verminderte Aktivität der Komplexe I, III und IV **(13)** . Weitere 20 Punktmutationen in den Genen der mtDNA-codierten Cytochrom c-Oxydase-Untereinheiten I, II und III von Alzheimerkranken konnten identifiziert werden **(14)**.

Überdies werden Funktionen durch direkte Wechselwirkungen, wie etwa über APP, beeinträchtigt. Mitochondrien bestehen aus etwa 1.500 verschiedenen Proteinen, wovon die meisten davon einwandern müssen, bevor sie ihre Wirkung entfalten. Dieser Import geschieht mithilfe einer sogenannten Signalsequenz als kleine Eiweißanhängsel. Normalerweise werden diese nach dem Eintritt wieder entfernt, was durch abgelagerte Amyloid-Beta-Eiweißfragmente aber behindert werden kann. In diesem Fall resultiert eine Anhäufung unfertiger Proteine, welche instabil sind und ihre Funktion im Energiestoffwechsel nur noch eingeschränkt ausüben können **(15)**.

Letztendlich ergeben sich aus einer komplex entstandenen energetischen Dysfunktion symptom- bzw. krankheitsbezogene Konsequenzen **(2)**, wie sie bei chronisch neurodegenerativen Erkrankungen auftreten können. So ähnelt beispielsweise das Genexpressionsprofil - das Muster der Genaktivität auf der Ebene, auf der mtDNA-Mutationen Störungen in der Gehirnfunktion auslösen können - den Profilen, wie sei bei der Alzheimer-, Parkinson- oder Huntington-Krankheit gefunden worden sind. Alle diese Erkenntnisse legen einen Zusammenhang von Krankheitsentstehung und Energiemangelfehlfunktion der Mitochondrien nah **(16)**.

1.2.4.1 Seitblick: Qualitätskontrolle bei der Proteinfaltung

Die Proteinfaltung ist ein komplexer und störanfälliger Prozess. Das Ergebnis wird qualitätskontrolliert überwacht. Alle in einer Zelle synthetisierten sekretorischen Proteine werden über ein System in das endoplasmatische Retikulum

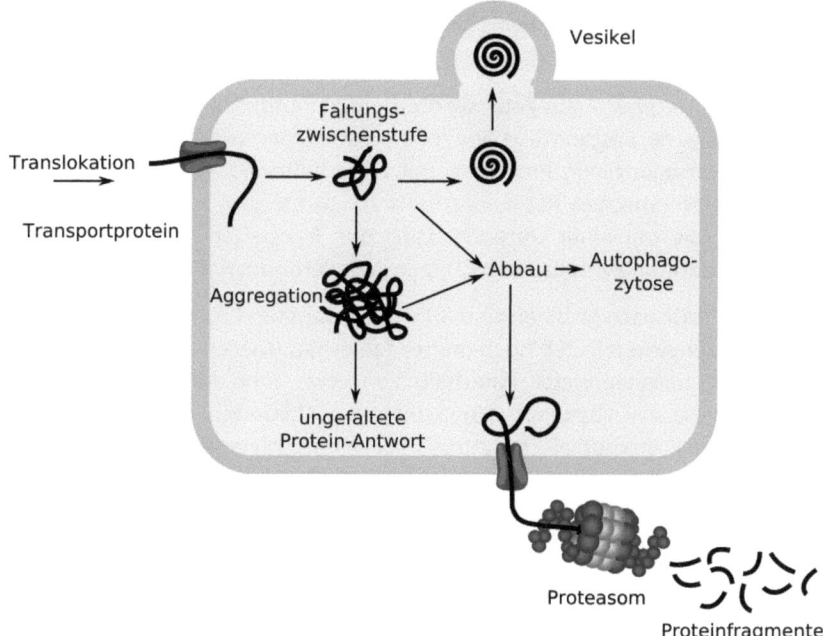

Abb. 1: Schema der Proteinqualitätskontrolle im Endoplasmatischen Retikulum (ER).
CC0 Armin Kübelbeck

(ER) transportiert. Die Qualitätssicherung der Proteine erfolgt durch ein mehrstufiges System in drei Phasen abläuft: In der ersten Phase, dem sogenannten Proofreading, wird das Protein überprüft. In der zweiten Phase wird versucht, noch ungefaltete Proteine mit Hilfe von Chaperonen **(17)** zu falten. Diese beschleunigen die korrekte Faltung, ohne selbst Teil der Proteinstruktur zu werden. In der anschließenden dritten Phase der Qualitätssicherung helfen wiederum Chaperone bei der Erkennung von fehlerhaften Proteinen. Wird das gefaltete Protein als korrekt erkannt, wird es per Vesikel aus dem ER ausgeschleust und danach zu seinem Bestimmungsort transportiert. Chaperone dienen auch als Plattform für die Proteinzuordnung zu bestimmten Zellkompartimenten und zur Zusammenführung einzelner Proteinkomponenten zu Strukturen höherer Ordnung **(10)**.

Fehlgefaltete Proteine werden über ein Transportprotein in das Zytoplasma geschleust und dort in einem Proteasom in

Fragmente zerlegt. Das Proteasom ist ein im Zytoplasma und bei Eukaryoten auch im Zellkern vorhandener Proteinkomplex.

Amorphe Aggregate werden über Autophagozytose in zelleigene Bestandteile abgebaut und wieder verwertet. Die Ansammlung von Proteinen mit fehlerhafter Faltung im Endoplasmatischen Retikulum führt zur Stressantwort der Zellen, die mit einer Unterdrückung der Translation und einer verstärkten Synthese von Chaperonen verbunden ist.

Statistisch gesehen sind 30% der gefalteten Proteine - und in komplexen Fällen noch mehr - fehlerhaft. Dieser Ausschuss wird normalerweise innerhalb von etwa zehn Minuten zu Fragmenten abgebaut (18). Schlägt der Abbau fehl oder wird in der Proteinqualitätskontrolle falsch entschieden, kommt es zu Proteinansammlungen, die je nach Protein verschiedene Erkrankungen auslösen können. Entweder bilden sich toxische Ablagerungen oder im schlimmsten Fall unlösliche Aggregate oder es tritt ein Funktionsverlust ein, bedingt durch den Mangel an funktionsfähigen Proteinen in der Zelle beziehungsweise am Bestimmungsort im Organismus. Beispielsweise ist Amyloid eine unlösliche Ablagerung in Form kleiner Fasern (β-Fibrillen) (19).

1.3 Charakteristik zellulärer Mitochondrien

Die Entwicklung des Lebens aus präbiotischen Molekülen bis hin zu einer lebendigen Zelle erfolgte wahrscheinlich über eine sich selbst replizierende RNA, durch enzymatische Aktivität von Proteinen und über die DNA, welche die Funktion eines genetischen Codes übernahm. Aus LUCA (=Last universal common ancestor), dem letzten universellen gemeinsamen Vorfahren, gingen schließlich die frühen Bacteria und Archaea hervor.

Die ersten Euzyten sind nach der Endosymbiontentheorie (20) Fusionsergebnis methanogener Archaea mit zur oxidativen Phosphorylierung befähigten α–Proteobakterien (α–PB): Indem α–PB nach Phagozytose nicht verdaut wurden, konnte sich eine symbiotische Beziehung entwickeln, die es der Euzyte als Wirtszelle erlaubte, sich

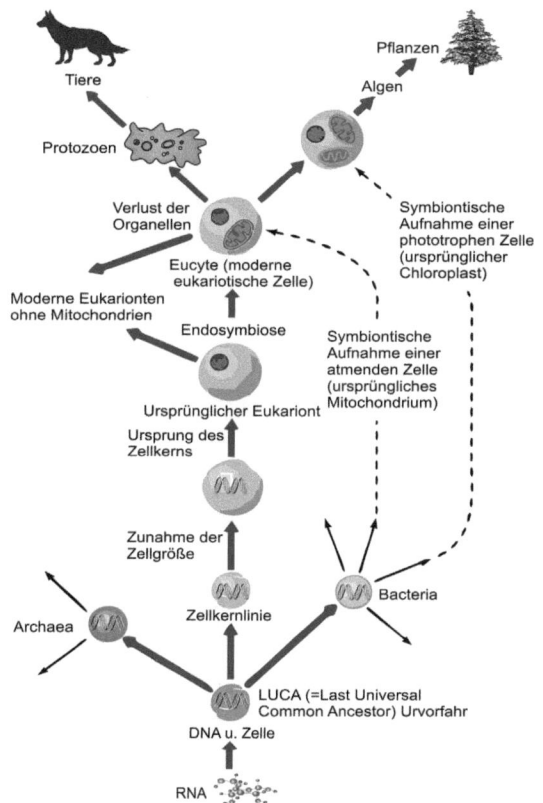

Abb. 2: Letzter gemeinsame Zell-Vorfahr (LUCA).
Grafik Sedlacek

besser auf unterschiedliche Umweltbedingungen einzustellen. Bei der Entwicklung zu modernen Eukaryoten wurde ihr Genom durch teilweise lateralen Gen-Transfer mit dem von α–PB fusioniert. α–Proteobakterien verloren dabei ihre strukturelle Integrität und entwickelten sich als Organelle mit neuer Funktionalität zum Kraftwerk einer Zelle. Als Relikt des Fusionsprozesses und im Gegensatz zu anderen Organellen besitzt ein Mitochondrium eine Doppelmembran und eine extrachromosomal aufzufassende, eigene DNA (mtDNA). Demgegenüber verfügt die chromosomale, nukleäre DNA (nDNA) der Eukaryoten über Anteile aus dem Genom von Archaea und α-Proteobakterien.

Die menschliche mtDNA enthält 37 Gene (nDNA über 20.000) und bildet ein geschlossenes, zirkuläres und doppelsträngiges DNA-Makromolekül mit knapp 17.000 Basenpaaren (nDNA 3,3 Milliarden), welche 2 ribosomale rRNA, 22 Transfer tRNA für Transkription, Translation und Replikation sowie 13 Proteinkomplexe für die Energiegewinnung in der der Atmungskette codieren. Zwischen nukleärer und mitochondrialer DNA besteht ein reger Informationsaustausch. Die meisten mitochondrialen Proteine werden durch nukleare nDNA codiert, aus mRNA im Zytoplasma synthetisiert und in die Mitochondrien importiert. Obwohl mtDNA im Vergleich zu nDNA sehr viel weniger Gene vorhält, ist sie in einem komplizierten Netzwerk ganz wesentlich an lebenswichtigen, biochemischen Prozessen beteiligt.

Nachvollziehbar können Mitochondrien sich selbst nicht mehr replizieren. Ihre intrazelluläre Vermehrung erfolgt durch Knospung als lokales Wachstum einer Tochterorganelle. Bei Zellteilungen werden vorhandene Mitochondrien auf Tochterzellen aufgeteilt. Der Großteil der zur Mitochondrienneubildung benötigten Proteine wird im Zytosol synthetisiert, durch Chaperone qualitätskontrolliert und anschließend in die Mitochondrien transportiert. Wie oft sich Mitochondrien einer eukaryotischen Zelle vermehren, hängt vom Energiebedarf der Zelle ab. Zellen mit hohem Energieverbrauch, etwa Skelettmuskel- oder Nervenzellen, verfügen über mehrere Tausend Mitochondrien oder fusionierte Systeme. Die Deckung des Bedarfs wird durch koordinierte Fissions- und Fusionsprozesse realisiert **(21)**. Als weitere Besonderheit kann ein Mitochondrium selbst mehrere Kopien der ringförmigen mtDNA enthalten und eine einzige Zelle davon mehrere Tausend.

1.4 Energiegewinnung: Atmungskette

Eine Zelle gewinnt ihre Energie aus dem Metabolismus von Kohlenhydraten, Fetten oder Proteinen. Die für diesen Prozess benötigten Enzyme wirken bei Prokaryoten in der Zytoplasma-, bei Eukaryoten in der inneren Mitochondrienmembran.

Beispielsweise erfolgt der Abbau von Glukose unter Verwendung von Sauerstoff zu Kohlenstoffdioxid und Wasser, wobei Energie in Form von ATP

$$C_6H_{12}O_6 + 6\,O_2 \rightarrow 6\,CO_2 + 6\,H_2O + xATP$$

durch oxidative Phosphorylierung (OxPhos) als letzter Schritt bei dem Durchlaufen der Atmungskette gewonnen wird. Er schließt sich an die zytoplasmatische Glykolyse und dem in der Matrix gelegenen Citratzyklus an. Die aus diesem Prozess hervorgehenden Akzeptoren NADH und FADH liefern Elektronen für Reaktionen bei der oxydativen Phosphorylierung.

Alle dreizehn durch mtDNA codierten Proteine sind Bestandteil mitochondrialer, für die oxidative Phosphorylierung zuständigen Enzymkomplexe. Deren Wirkort ist die innere Mitochondrienmembran. Gemeinsam mit weiteren, nukleär codierten und aus dem Zellkern importierten Proteinen werden die spezifischen Funktionen der Atmungskette ausgeführt. Letztere übernehmen auch weitere Stoffwechselaufgaben und regulieren die Expression mitochondrialer Proteine.

Verwertet wird Glukose durch Oxidation von Wasserstoff zu Wasser in einer fraktionierten, exergonischen Knallgasreaktion

$$O_2 + 4H^+ + 4e^- = 2\,H_2O,$$

wobei Kohlenstoffdioxid freigesetzt wird. Erreicht wird diese durch die kaskadenartige Weiterreichung von Elektronen über eine Reihe von Redoxsystemen, die in integralen Membrankomplexen (Komplex I-IV) organisiert sind. Komplex I, III und IV nutzen die Energie, um Protonen aus der mitochondrialen Matrix in den Intermembranraum zu pumpen. Der so entstehende, elektrochemische Protonengradient erzeugt eine protonenmotorische Kraft. Von der im Komplex V verorteten ATP-Synthase wird diese mittels oxidativer Phosphorylierung zur Synthese von Adenosintriphosphat (ATP) aus Adenosindiphosphat (ADP) und Phosphat verwendet (chemiosmotische Synthese). Beteiligt an diesem kaskadenförmig ablaufenden Prozess sind Wasserstoff- bzw. Elektronenüberträger Ubichinon (Coen-

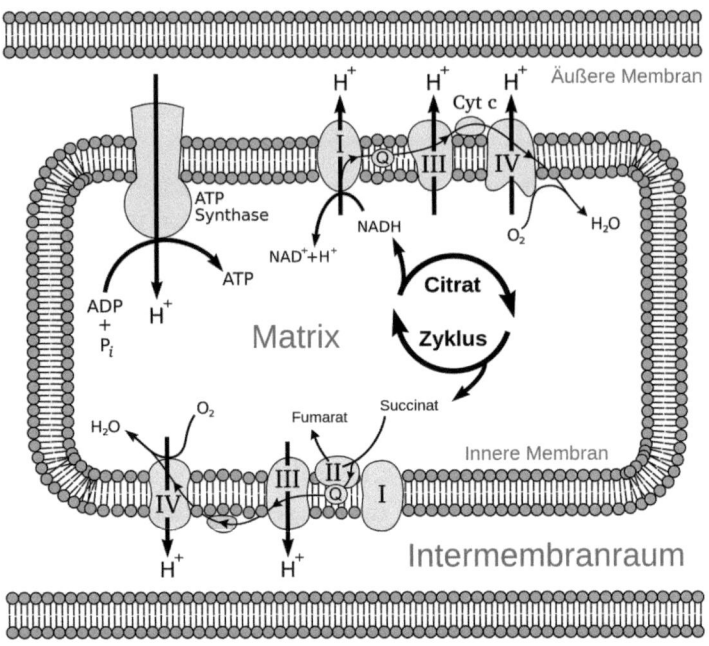

Abb. 3: Schematische Darstellung der Atmungskette mit den Komplexen (I, II, III und IV), sowie der ATP-Synthase (Komplex V) in der inneren Membran der Mitochondrien.. Mitochondriale Elektronentransportkette,
Klaus Hoffmeier, gemeinfrei

zym Q) und Cytochrom c, die in die innere Mitochondrienmembran eingelagert sind.

1.4.1.1 Seitblick: Elektronentransportkette (ETC)

Eine Elektronentransportkette, wie bei der Atmungskette gezeigt, repräsentiert einen biologischen Prozess elektronenübertragender Moleküle mit Weitergabe von Energie von Donatoren auf Akzeptoren. Dieser Prozess zeichnet sich durch seine hocheffiziente Energieausbeute aus. In dieser Hinsicht gut untersucht ist die Fotosynthese, die nachfolgend detaillierter dargestellt wird:

Glukose und Sauerstoff entstehen bei der Photosynthese aus Wasser und Kohlenstoffdioxid unter der Einwirkung von

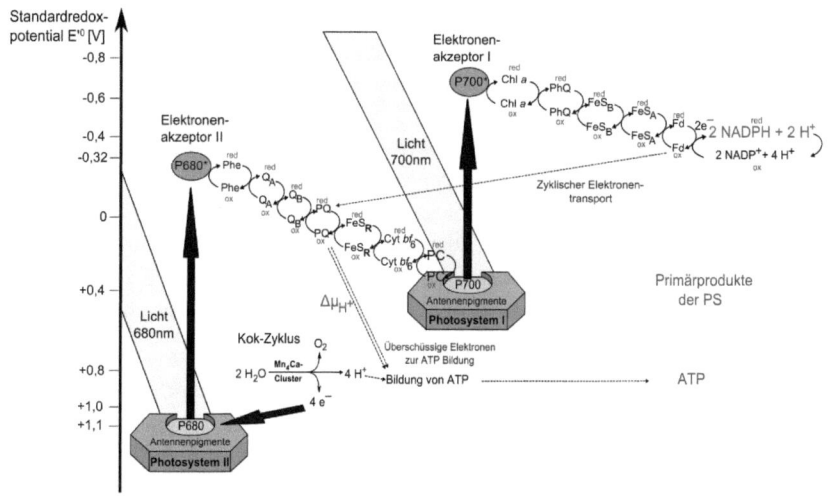

Abb. 4: Das Z-Schema der Lichtreaktion in der oxygenen Photosynthese.
Lanzi, gemeinfrei

den durch die Sonne emittierten, masselose Photonen (=elektromagnetische Welle, Energie):

$$6\ H_2O + 6\ CO_2 + \text{Lichtquanten} \rightarrow 6\ O_2 + C_6H_{12}O_6$$

Fototrophe Organismen verwenden Antennenkomplexe. Dabei werden Lichtquanten von speziellen Antennenpigmenten des Fotosystems I in der Thylakoidmembran der Chloroplaste absorbiert. Die so gewonnene Energie wird bis zu den Fotosynthesepigmenten, wie Carotinoide oder Chlorophylle a, b, oder c, welche sich um ein Reaktionszentrum, dem Lichtsammelkomplex, gruppiert haben, weitergeleitet und von diesem eingesammelt. Fotosyntheseaktivität lässt sich in verschiedenen Bereichen des sichtbaren Lichts, entsprechend der Absorptionsmaxima der Fotosynthesepigmente, nachweisen.

Alle Antennenpigmente besitzen ein System, welches Elektronen den Übergang von einem Grund- in einen angeregten Zustand durch Aufnahme von Energie ermöglicht. Die Organisation der Pigmente erlaubt die Übertragung des Anregungszustands auf ein benachbartes Fotosynthesepigment des Lichtsammelkomplexes. Dieser Prozess wird so lange

21

fortgesetzt, bis die Anregungsenergie bei dem Reaktionszentrum mit dem Absorptionsmaximum, entsprechend der längsten Welllänge, dem Chlorophyll a zugehörig, ankommt. Die daraufhin in Gang gesetzte Elektronentransportkette setzt ein angeregtes Elektron frei, welches von einem Akzeptor aufgefangen wird. Beispielsweise können Elektronen über Ferredoxin auf $NADH^+$ übertragen werden und zusammen mit den Protonen aus der Fotolyse des Wassers die Bildung von $NADH+H^+$ bewirken. Der Akzeptor $NADH^+$ wird dabei reduziert, indem er die Wasserstoff-Ionen aus der Fotolyse aufnimmt. Nach dem Prinzip der chemisosmotischen Koppelung wird schließlich ATP gewonnen.

Die nun über ATP vorgehaltene Energie verwendet das Enzym Ribulose-1,5-bisphosphat-carboxylase/-oxygenase (RuBisCO) zur Bildung von Glukose bzw. Stärke. Nur RuBisCo ist in der Lage, Kohlenstoffdioxid aufzunehmen. Es leitet die Kohlenstoffdioxid-Fixierung im Calvin-Zyklus ein, worauf die Dunkelreaktion der Fotosynthese in Gang gesetzt wird. RuBisCO selbst wirkt erst dann enzymatisch, wenn es von einer lichtabhängigen Aktivase angeregt wird.

1.4.1.2 Seitblick: Besonderheiten der Porphyrine und Enzyme

Porphyrine

Porphyrine sind organisch-chemische Farbstoffe und finden sich in fast allen Organismen. Sie sind bei vielen Stoffwechselvorgängen bedeutsam und wirken mit bei unterschiedlichen Transportvorgängen, etwa für Sauerstoff oder Elektronen, oder entfalten als Coenzym katalytische Aktivität. Aufgrund ihrer Entstehungsgeschichte lassen sich evolutionär begründbare Analogien zwischen pflanzlichen und tierischen Eukaryoten herleiten.

Porphyrine neigen zu Chelatbildungen mit Metallionen. Im Falle des Hämoglobins ist das zentrale Metallion das zweiwertige Eisen ($Fe2^+$), bei Chlorophyll das zweiwertige Magnesium ($Mg2^+$), wodurch sich unterschiedliche Farben ausprägen. Das Blattgrün rührt her vom Chlorophyll. Beim Verwelken wechselt der Farbton in ein Gelb. Die besondere Laub-

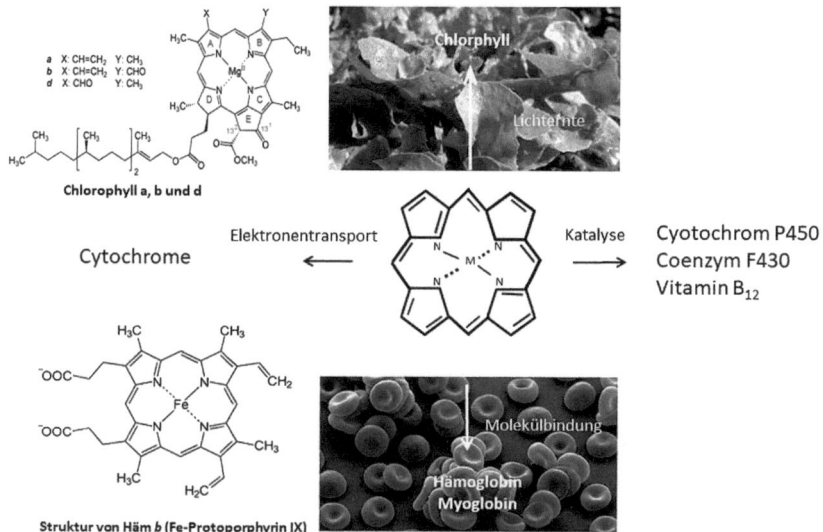

Abb. 5: Verschiedene Funktionen der Metalloporphyrine in der Natur.
Grafik Wrobel

verfärbung im Herbst ist allerdings durch Carotinoide bedingt. Blut ist hingegen normalerweise rot und lässt sich auf das Hämin des Hämoglobins, dem Blutfarbstoff, zurückführen. Ein blauer Fleck entsteht dann, wenn zunächst rotes Blut aus Kapillaren in das Bindegewebe austritt und dort gerinnt. Zeitlich wechseln die Farben über Grün nach Gelb, bis schließlich der einstmals blaue Fleck verschwunden ist.

Die Hauptfunktion des Hämoglobins besteht darin, O_2 aus der eingeatmeten Luft in der Lunge aufzunehmen und an die Gewebe und Organe eines Körpers weiterzugeben. Direkt gekoppelt ist die CO_2-Abgabe über die Ausatemluft der Lunge. Der Aufnahme- und Abgabeprozess von O_2 bzw. CO_2 erfolgt locker an dem Eisen-Metallkomplex des Porphyrins. Intrazellulär wird O_2 in der Atmungskette für die fraktionierte Knallgasreaktion zur ATP-Energiegewinnung benötigt. Das bei dem Abbau, etwa von Glukose, entstehende CO_2 wird an das Hämin gekoppelt und in der Ausatemluft abgeraucht.

Porphyrine können auch Elektronen von einer Region zu einer anderen übertragen. Besonders deutlich lässt sich dieser Vorgang während einer "Lichternte" im Lichtsammelkomplex nachverfolgen (siehe Photosynthese). Ausdruck der hohen Effizienz dort ist eine praktisch wärmeverlustfreie Weitergabe von Lichtenergie der Sonne zur chemiosmotischen Gewinnung von ATP.

Enzyme

Enzyme sind Biokatalysatoren. Ohne sie würden in Lebewesen die meisten der biochemischen Reaktionen nur mit vernachlässigbarer Geschwindigkeit ablaufen. Relevant hierbei ist die Aktivierungsenergie als eine energetische Barriere, die bei einer chemischen Reaktion von den Reaktionspartnern überwunden werden muss. Als eine besondere Fähigkeit können Enzyme die Aktivierungsenergie herabsetzen und dadurch die Stoffumsetzung beschleunigen. Das Substrat als Ausgangsstoff wird im aktiven Zentrum des Enzyms in einem energetisch ungünstigen und durch Wechselwirkungen stabilisierten Übergangszustand gebunden. Mit diesem Enzym-Substrat-Komplex lassen sich Substrate rasch in Reaktionsprodukte umbilden. Nach ihrer Freisetzung aus dem Komplex kehrt das Enzym in seinen Ausgangszustand zurück. Enzyme zeichnen sich durch hohe Substrat- und Reaktionsspezifität aus. Unter zahlreichen Stoffen wählen sie passende Substrate aus und katalysieren genau eine von vielen denkbaren Reaktionen.

Strukturelle Grundlage für Katalyse und Spezifität bietet das katalytische, aktive Zentrum. An dieser Stelle binden Enzyme das Substrat und gelangen so in einen aktivierten Modus. Die besondere Raumstruktur des aktiven Zentrums erlaubt nur die Bindung eines strukturell exakt passenden Substrats (Schlüssel-Schloss-Prinzip). Daneben besteht ein weiteres, weniger starres Modell (Induced fit model), bei dem das aktive Zentrum durch Interaktion mit dem Substrat passend geformt werden kann. Diese Flexibilität ist vorteilhaft, wenn etwa durch kleine Unterschiede in Raumstruktur oder Ladungsverteilung des Enzyms ein dem Substrat ähnlicher Stoff nicht mehr erkannt wird. Glucokinase beispielsweise akzeptiert Glucose als Substrat, deren Stereoisomer Galactose jedoch nicht. Hingegen können Alkohol-Dehydrogenasen mit erweiterter Substratspezifität neben Ethanol auch andere Al-

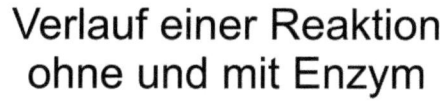

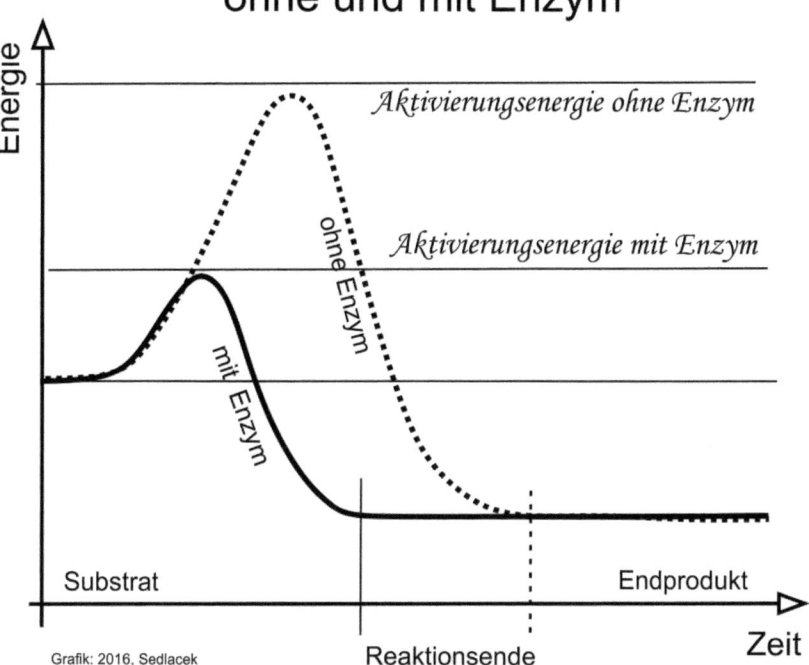

Abb. 6: Energie-Zeit-Diagramm einer enzymatischen Reaktion: Die notwendige Aktivierungsenergie wird im Vergleich zur unkatalysierten Reaktion gesenkt.Reaktionen mit Enzymen beschleunigen den biochemischen Prozess (Darstellung nicht maßstäblich).

kohole abbauen. Oder Hexokinase IV akzeptiert neben der Glucose auch andere Hexosen als Substrat.

1.5 Mutation: Auswirkung auf die mitochondriale DNA

Der kompakte Aufbau, das ineffiziente DNA-Reparatursystem, die häufigen Replikationszyklen und der hohe Fluss von Sauerstoffradikalen entlang der benachbarten Atmungskette machen mtDNA anfällig für Mutationen, deren Entstehungsrate 10-20 mal höher als im Kerngenom ist **(22)**.

Mutation: Auswirkung auf die mitochondriale DNA

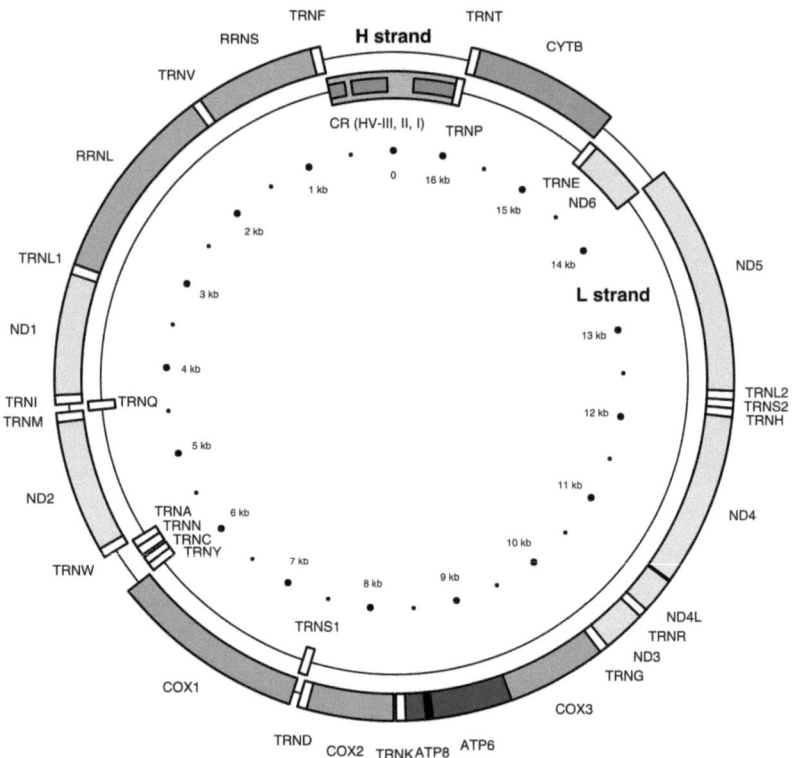

Abb. 7: Karte des menschlichen mitochondrialen DNA-Genoms. Das 16,569 bp lange humane mitochondriale Genom mit den Protein-codierenden, ribosomalen RNA- und Transfer-RNA-Genen.
By Emmanuel Douzery. Own work, CC BY-SA 4.0, https://commons.wikimedia.org/w/index.php?curid=46726514

Änderungen durch Anhäufung mtDNA-assoziierter Mutationen, wirken sich auf das postmitotische Gewebe aus. In der MITO-MAP-Datenbank **(23)** sind mitochondriale Genome aller mtD-NA-Mutationen verzeichnet, die eine Zuordnung ganz unterschiedlicher Störungsmuster erlaubt. Daraus lässt sich eine gewebespezifische Manifestation von Erkrankungen herleiten, die insbesondere aus den energetischen Rollen und spezifischen Aufgaben unterschiedlicher Gewebe bzw. Organe herrühren. Hierzu zählen vor allem Skelettmuskeln, Herz und Gehirn, aber auch Nieren oder beispielsweise der Sehvorgang der Augen **(24)**.

1.5.1.1 Seitblick: Mutation, Methylierung

Mutation verändert das Erbgut, nachweisbar bei Genen, Chromosomen und Genomen. Die Wahrscheinlichkeit für das Auftreten einer Mutation wird durch Mutagene, zu denen chemische Stoffe, Radioaktivität, UV-Strahlung oder Röntgenstrahlung zählen, deutlich erhöht. Evolutionär tritt Mutation hingegen zufällig und ungerichtet auf, mit vor- oder nachteiligen oder unveränderten Auswirkungen auf ein Individuum.

Cytosin gehört zusammen mit Adenin, Guanin und Thymin zu den vier Nukleinbasen der DNA. Sie bilden zwei gewundene Stränge und sind durch Wasserstoffbrücken verbunden. Ein Wasserstoffatom H besteht aus einem einfach positiv geladenen Atomkern, meist mit einem Proton, keinen Neutronen und einem negativ geladenen Elektron e^-.

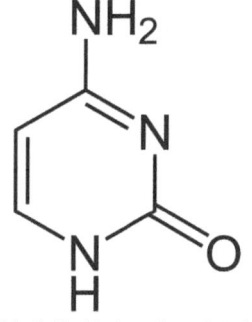

Abb. 8: Strukturformel von Cytosin

Die -NH2 Gruppe des Cytosins ist eine in biologischen Verbindungen häufig vorkommende Aminogruppe und gehört zu den Basen. Normalerweise ist die Bindungsenergie von Wasserstoff und Stickstoff in der Aminogruppe so groß, dass keine Ionen aus dieser Verbindung freigesetzt werden können. Wenn es ausnahmsweise aber doch zu einer Freisetzung kommt, spaltet sich die Amino-Gruppe (-NH2) ab. Die Freisetzung eines H^+-Ions und Eingehen einer neuen Verbindung ist jedoch nur über extrem kurze Distanzen möglich. Das gelingt beim Cytosin mit dem nachbarschaftlich gelegenen N-Atom zusammen mit dem abgespaltenen H^+-Ion zu einer NH-Verbindung. Die ursprüngliche zum N-Atom bestehende Doppelbindung wird aufgebrochen. Die um ein Wasserstoffatom dezimierte Aminogruppe NH^- findet als Reaktionspartner Wassermoleküle H_2O aus der unmittelbaren Umgebung:

$$NH^- + H_2O \rightarrow O^- + NH_3$$

Die dabei entstehende NH_3-Gruppe hat keine unbesetzten Stellen in ihren Elektronorbitalen. Sie bindet nicht mehr an das Cytosin und geht als Ammoniak in Lösung, während O^- mit dem Pyrimidingrundgerüst eine Doppelbindung eingeht. Im Ergebnis geht aus dieser Reaktion Uracil hervor:

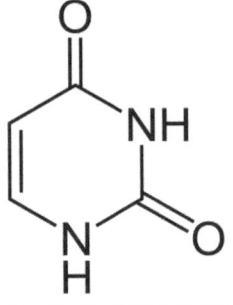

Uracil kommt normalerweise nur in der RNA vor, während das Pendant in der DNA Thymin ist. Uracil in der DNA verändert den genetischen Code und wird in dieser Ausprägung dann zu einer Mutation, wenn es nicht über Reparaturmechanismen der Zelle erkannt wird.

Abb. 9: Strukturformel von Uracil

Wie einzelne Gene können auch große chromosomale Regionen oder ganze Chromosomen unterschiedliche DNA-Methylierungsmuster aufweisen. Eine als Folge entstandene, veränderte Genexpression, ohne das sich DNA-Sequenzen ändern, wird unter dem Begriff der Epigenetik zusammengefasst. Im Gegensatz zu der statistischen Information der DNA existiert durch die Epigenetik eine dynamische Informationsart im Zusammenspiel von Zellbestandteilen und Umweltfaktoren oder als Ausdruck einer erblichen Genese.

Eine durch DNA-Methyltransferase aktivierte DNA-Methylierung modifiziert die DNA, ohne dass sich eine Mutation ausprägt. So kann beispielsweise die Transkriptionsrate verändert oder die Entwicklung von der Zygote zum Embryo beeinflusst werden. Gene, in späteren Entwicklungsphasen oder für bestimmte Zelltypen nicht mehr benötigt, werden methyliert und damit stillgelegt, worunter die Transkription zum Erliegen kommt **(25)**. Umgekehrt können stillgelegte Gene durch Demethylierung wieder eingeschaltet werden. Dysregulationen, die im Zusammenspiel der Promotoren von Onko- bzw. Tumorsuppressorgenen auftreten können, werden als ursächlich für die Krebsgenese angenommen.

1.6 Schädigung: Oxidativer Stress, Reaktive Sauerstoffspezies, Alterung

Der Freie-Radikale-Theorie nach führt oxidativer Stress zu Alterung: Der hohe Fluss an Sauerstoffradikalen entlang der benachbarten Atmungskette machen mtDNA anfällig für Mutationen, deren Entstehungsrate bis zu 20 fach höher als im Kerngenom ist **(22)**. Mit den in der MITOMAP-Datenbank **(23)** verzeichneten mtDNA-Mutationen lassen sich Störungsmuster zuordnen, die aus den energetischen Rollen und spezifischen Aufgaben von Geweben oder Organen herrühren. Entsteht eine bioenergetische Dysfunktion, kann diese sowohl mit normaler Alterung als auch mit chronisch-degenerativen Erkrankungen in Verbindung gebracht werden. Betroffen sind vor allem Gehirn, Herz und Skelettmuskulatur **(24)**.

1.6.1 Reaktive Sauerstoffspezies

Reaktive Sauerstoffspezies (Reactive Oxygen Species, ROS) werden durch normale zelluläre Reaktionen in aeroben Organismen gebildet. Zu den ROS gehören neben Singulett-Sauerstoff die bei der Reduktion des Sauerstoffs zu Wasser auftretenden Zwischenprodukte: Superoxidanionen-Radikale (O_2), Wasserstoffperoxid (H_2O_2) und Hydroxyl-Radikale (OH) (vgl. Abbildung). Häufig werden auch Hypochlorid (HOCl), Peroxyl-Radikale (ROO), Alkoxyl-Radikale (RO) und Stickstoffmonoxid (NO) dazu gerechnet. Oxidations- und Destruktionsprozesse durch diese ROS können alle biologischen Makromoleküle, wie zum Beispiel Lipide, insbesondere die in den Zellmembranen, Proteine und DNA betreffen und dabei zu irreversiblen Zellschädigungen führen. Eine besondere Bedeutung für zytotoxische Effekte wird den Hydroxyl-Radikalen beigemessen, da sie als einzige ROS direkt mit biologischen Makromolekülen reagieren können.

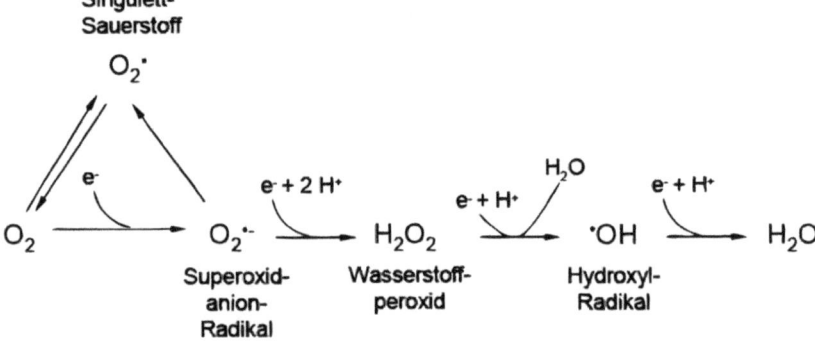

Abb. 10: Die aktivierten Formen des Sauerstoffs. Dargestellt sind die Formen, die nach Aufnahme eines Elektrons durch Anlagerung von Protonen entstehen

Oxidativer Stress und ROS sind in biologischen Systemen ubiquitär. ROS kann durch chemische, fotochemische und Elektronentransferreaktionen oder als Nebenprodukte endogener enzymatischer Reaktionen, Phagozytose und Entzündungen nicht-enzymatisch gebildet werden. Ungleichgewichte in der ROS-Homöostase, durch antioxidative Enzyme oder nicht-enzymatischen Antioxidationsnetzwerken verursacht, erhöhen den oxidativen Stress und beeinträchtigen Biomakromoleküle wie Lipide, Proteine oder DNA. Während einige ROS wichtig für intrazelluläre Signalisierungen sind und oxidativer Metabolismus für eine normale zelluläre Funktion meist von Vorteil ist, werden erhöhte ROS-Spiegel mit stressempfindlicher Signalisierung, Toxizität, Onkogenese aber auch mit Neurodegeneration in Verbindung gebracht **(26)**. In Zusammenhang mit dem alters- und krankheitsabhängigen Verlust mitochondrialer Funktion, veränderter Metallhomöostase und reduzierter antioxidativen Abwehr werden synaptische Aktivität und Neurotransmission direkt beeinflusst und tragen so zur kognitiven Dysfunktion bei **(27)**.

1.6.2 Alterung

Es ist eine Vielzahl von Theorien formuliert worden, die sich auf molekulare Mechanismen oder evolutive Prozesse als Grundlage des Alterns beziehen:

- Replikative Seneszenz als zelluläres Altersmodell (Hayflick-Limit)

- Apoptose und zelluläre Veränderungen

- Altern als chronische Entzündung

- Freie-Radikale-Theorie (Sauerstoffradikale)

- Schutz durch Antioxidanzien (Radikalenfänger)

- Telomer-Hypothese des Alterns

- Evolutionstheorie des Alterns

- Spezifische Expressionsprofile von Proteinen (funktionelle Proteomik).

Allerdings wird der individuelle Lebensprozess der meisten Lebewesen mit der Zeit durch Umwelteinflüsse, genetische Faktoren und individueller Lebensweise modelliert. Hinzu kommen explizit unbeeinflussbare Zufallsfaktoren. Altern kann als ein zellulärer bzw. systemtheoretischer Prozess aufgefasst werden und taucht zuerst auf der molekularen Ebene auf. Dort lassen sich Programme, Regulationen und Merkmale identifizieren, die in einem direkten Bezug zur Alterung stehen. Mit der Zeit angesammelte Schäden in den Zellen zeigen letztendlich die Limitation der Regulation auf (28). Dieser Prozess setzt sich organisationshierarchisch fort und führt schließlich zum Tod. Das Werner-Syndrom mag diesen Ablauf aus einer Zeitraffer-Perspektive verdeutlichen.

Einer der gängigsten Alternstheorien nach verursachen Sauerstoffradikale, wie ROS, Mutationen an der mtDNA. So akkumulieren mtDNA-Mutationen mit der Zeit, weswegen die durch Mitochondrien vermittelte Energieproduktion sinkt. Nachteilige Auswirkungen betreffen Herz, Gehirn und zusammenhängende biologische Systeme, deren Aufgabe darin besteht, die Gesundheit und das Leben zu erhalten (24).

Bei der normalen, biologischen Alterung finden sich erworbene, somatische mtDNA-Mutationen in postmitotischen Geweben, etwa in denen von Skelettmuskulatur oder Neuronen, aber auch im replikativem Gewebe, wie dem der Kolon-Krypta. Solche Mutationen lassen sich auch bei neurodegenerativen Erkrankungen **(29)** nachweisen. Demgegenüber präsentieren sich manche der ererbten mtDNA-Defekte bei jüngeren Menschen wie Krankheiten oder Störungen, die sonst in der älteren Bevölkerung vorgefunden werden: Es sind (Alters-)Diabetes, Hör- oder Sehstörungen, Herz- oder Skelettmuskelschwäche oder Bewegungsstörungen oder ein Nachlassen geistiger Fähigkeiten. Bei einigen dieser Gewebe, aber auch bei solchen, die der normalen Alterung unterliegen, konnte eine Aktivitätsabnahme von Proteinkomplexen nachgewiesen werden, die zur Energieproduktion etwa in der Atmungskette benötigt werden.

Eine nachlassende Bereitstellung mitochondrial erzeugter Energie über ATP scheint vorwiegend den Alterungsprozess in Nerven, Muskeln und anderen Geweben zu bedingen. Damit wird deutlich, dass Mitochondrien in ihrer energieliefernden Funktion eine zentrale Rolle in der komplexen Balance zellulärer Prozesse einnehmen. Eine mitochondriale, letztendlich durch Mutationen hervorgerufene bioenergetische Dysfunktion kann mit normaler Alterung und zugleich mit altersassoziierten, degenerativen Erkrankungen in Verbindung gebracht werden **(30) (31)**.

1.7 Regulation: Mitochondriale Dynamik (Fusion, Fission)

Mitochondrien verfügen als Antwort auf Zellanforderungen und Umwelt über die Fähigkeit, Größe, Form und Position gleichzeitig und kontinuierlich zu ändern **(32)**. Dieses Phänomen konnte zuerst phasenkontrastmikroskopisch, später mit fluoreszierenden Proteinen nachgewiesen werden. Abhängig von dem Zelltyp, vom physiologischen Zustand der Zelle oder von metabolischen oder pathogenen Zuständen verschmelzen sie zu einem tubulären Netzwerk oder wandeln sich in eine große Anzahl kleinerer Fragmente um **(33)**.

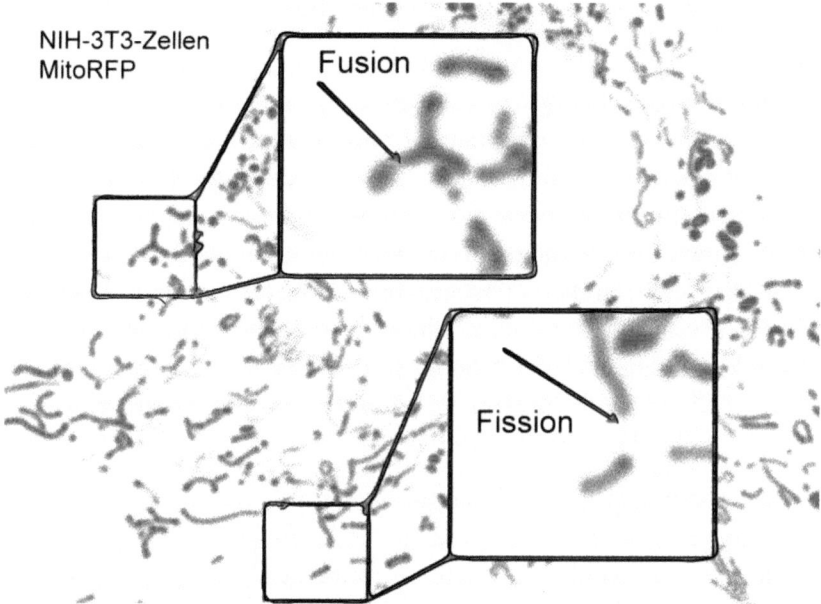

Abb. 11: Mitochondrien von NIH-3T3-Zellen Fusion und Fission. Nachgezeichnet nach einer Original-Aufnahme. Siehe auch https://vimeo.com/107211731

Ihre räumliche Struktur beeinflusst die Effektivität der Energielieferung. Faserige, miteinander verbundene Netzstrukturen sind in der Lage, viel Energie zu produzieren, kleinere Fragmente hingegen sind weniger effektiv. Abhängig von zellulären, energetischen Bedürfnissen wird mitochondriale Funktionalität insbesondere durch das Nährstoffangebot beeinflusst, wobei die Anpassung dynamisch über Fusions- und Fissionsprozesse erfolgt. Ein übermäßiger Ernährungszustand wirkt sich demnach auch auf Zellalterung und –funktion aus: Oxydativ gestresste oder geschädigte Mitochondrien werden fragmentiert und anschließend entsorgt (34).

Wie entsteht nun ein dynamisches Gleichgewicht zwischen den kleinen Fragmenten und den effektiven, vernetzten Tuben der Mitochondrien? Mathematische Modelle legen zufällige Bewegungen der Mitochondrien entlang der Mikrotubuli des Zellskeletts nahe. In einem eigens dafür entwickelten Graphenmodell, welches Dichte der Mikrotubuli und deren Überkreuzungen in der Zelle berücksichtigt, konnten alle bisher experimentell gefundenen mitochondrialen Formen nachgestellt werden **(35)**

Die ständige Reorganisation dieses Netzwerks führt zu einer Durchmischung mitochondrialer Komponenten als Voraussetzung, oxidativ geschädigte mitochondriale Genprodukte zu komplementieren. Fusionsprozesse sind relevant für die Bildung von mtDNA-Kopien für entwicklungsbiologische Prozesse, etwa bei der Energieübertragung, bei intrazellulären Signaltransduktion, etwa durch Kalzium, oder bei Transportvorgängen. Eine genetisch begründbare Fusionsdysfunktion scheint bei Charcot-Marie-Tooth Neuropathie Typ 2A, Charcot-Marie-Tooth Neuropathie Typ 4A und Optikusatrophie Typ 1 eine entscheidende Rolle zu spielen.

Veränderungen dieser Dynamik mit Störungen des Fissions- und Fusionsgleichgewichts und konsekutiver Ausprägung mitochondrialer Dysfunktionen, werden neueren Erkenntnissen zufolge mit der Entwicklung neurodegenerativer Krankheiten in Verbindung gebracht **(36) (37) (38)**.

So bestehen Erkenntnisse insbesondere über geänderte Fissionsprozesse bei der Parkinsonkrankheit, etwa durch Induktion zweier Proteine, PTEN-induzierte Kinase 1 (PINK1) und Parkin, die in familiären Formen der Parkinsonkrankheit mutiert sind. Darüber hinaus verändert mutiertes Huntington, das krankheitserregende Protein in der Huntington-Krankheit, die mitochondriale Morphologie und Dynamik. Rotenon, ein Pestizid und Induktor von Parkinson-Symptomen und Amyloid-β (Aβ) -Peptid, das ursächlich mit der Alzheimer-Krankheit verbunden ist, initiieren die mitochondriale Spaltung. Und schließlich lassen sich Fissionen auch bei ischämischem Schlaganfall oder diabetischen Neuropathien beobachten **(37)**.

1.8 Signalisierung: Seneszenz und Apoptose (programmierter Zelltod)

1.8.1 Seneszenz

Zelluläre Seneszenz repräsentiert einen Prozess, der aus einer Vielzahl von Belastungen zu einem dauerhaften Arrest in der G0/G1-Phase des Zellzyklus führt. Solche Zellen bleiben über einen langen Zeitraum lebensfähig und metabolisch aktiv, können aber nicht mehr in die S-Phase eintreten **(39)**, wodurch eine Replikation unmöglich gemacht wird. Dieses, an humanen, embryonalen Fibroblasten erkannte Prinzip **(40)** geht einher mit funktionellen, zytomorphologischen und metabolischen Änderungen: Zellen werden durch einen Volumenanstieg größer, verlieren ihre ursprüngliche Form und bilden einen facettenreichen, sekretorischen Phänotyp (SASP = Seneszenz-Assoziierter-Sekretorischer-Phänotyp) aus. SAPS-Zellen ziehen benachbarte in Mitleidenschaft und verursachen mit der Zeit Gewebefunktionsstörungen. Dieser Prozess erklärt, warum durch Seneszenz einstmals gesunder Zellen, Tumorbildung wie auch Atherosklerose oder Neurodegeneration gefördert werden kann **(41)**.

Bei somatischen Zellen wird nach einer durch Telomerverkürzung vermittelte, replikative Seneszenz **(42)** und eine akut aktivierbare und telomerunabhängig verlaufende, prämature Seneszenz **(43)** unterschieden.

Telomere sind Nukleoprotein-Strukturen mit der Funktion, Chromosomenenden zu schützen. Bei somatischen Zellen nimmt im Gegensatz zu Keim- oder Stammzellen die Telomerlänge mit jeder Zellteilung ab, bis ein kritischer Punkt erreicht wird und ein Seneszenz-Programm **(42)** ausgelöst wird. Solche Zellen leben zwar weiter und sind stoffwechselaktiv, haben aber die Fähigkeit zur Teilung verloren **(44)**. Die spezifische Prozesssteuerung sowie die Regulation zur Verhinderung genomischer Instabilitäten erfolgt durch die Telomerase, eine reverse Ribonukleoprotein-Transkriptase. Durch Kopieren einer kurzen Matrizensequenz aus ihrem intrinsischen RNA-Rest synthetisiert Telomerase den Telomer-DNA-Strang in Richtung 5' bis 3' am distalen Ende des Chromosoms und sorgt für eine Verlängerung **(45)**.

Die andere Form wird als prämature Seneszenz beschrieben. Sie ist akut aktivierbar und ihre Entwicklung verläuft telomerunabhängig. Neben Stress, als wirksamer Induktor, sind an diesem Mechanismus eine Reihe mitochondrialer Signalwege beteiligt. Hierzu zählen unter anderem reaktive Sauerstoffspezies, mitochondriale Dynamik, Elektronentransportkette oder das Kalziumgleichgewicht **(43)**.

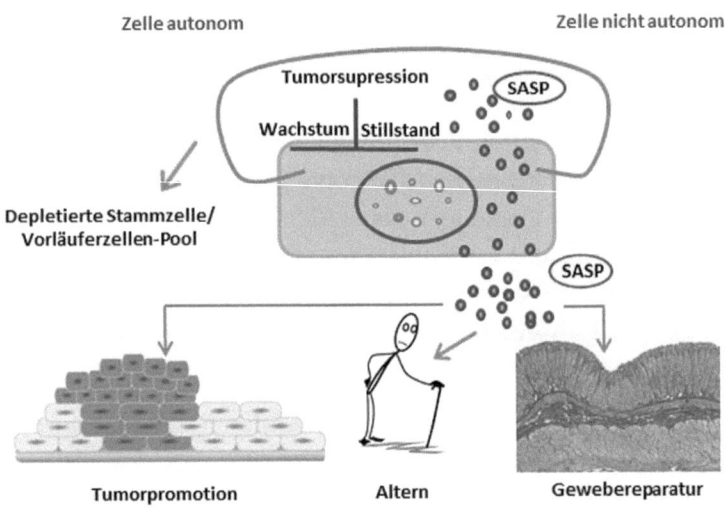

Abb. 12: Wirkung des seneszenz-assoziierten sekretorischen Phänotyps. Grafik: Wrobel

In diesem Kontext wurde eine Proteinopathie-induzierte Seneszenzhypothese für die Genese der Alzheimerkrankheit formuliert, bei der von hochstabilen, fehlgefalteten Proteinaggregaten ausgegangen wird, die nicht als körpereigen erkannt werden, wodurch das angeborene Immunsystem chronisch aktiviert wird. Dieser, eine Entzündung fördernder, Zustand führte dann zu einer prämaturen Seneszenz neuronaler Zellen. In einem selbstverstärkenden Stimulus wird die Entzündung durch SASP, selbst ein ursprünglich durch Entzündungsreize ausgelöster Prozess, weiter unterhalten. In einer neurodegenerativen Kaskade wird der Seneszenzprozess anderer Neurone gefördert, bis es schließlich zum Organversagen des Gehirns kommt **(46)**.

1.8.2 Apoptose

Apoptose hingegen ist unter anderem auch ein mitochondrial vermitteltes Signal zur Auslösung eines programmierten Zelltodes. Gelangt beispielsweise Cytochrom c über einen Kanal durch die Mitochondrienmembran in das Zytoplasma, wird der Zelltod nach festem Schema unumkehrbar durchgeführt **(47)**.

Die mitochondrial vermittelte Apoptose ist evolutionär betrachtet eine sehr alte Funktion und lässt sich in Metazoen bis in die Anfangsentstehung eukaryotischer Zellen zurückverfolgen. Zum Schutz der euzytischen Wirtszelle könnte sich das in einer symbiotischen Beziehung stehende α-Proteobakterium zu Zeiten eines Nährstoffmangels aufgelöst haben. In der weiteren Entwicklung wurde durch Apoptose auch multizelluläre Proliferation reguliert und Zellen entsprechend ihrer Fitness selektiert **(48)**. Während der Embryonalentwicklung erfolgt durch diesen Mechanismus eine Entfernung nicht benötigten Gewebes, wie etwa die Trennung von Fingern und Zehen der paddelförmigen Handanlage oder von Nervenzellen während der Reifung des Nervensystems, hier insbesondere mehr als 2/3 aller Neuroblasten. Herangereifte B- oder T-Zellen des Immunsystems werden bei der Passage im Thymus kontrolliert und gegebenenfalls eliminiert, um autoimmunen Entwicklungen vorzubeugen. Eine Schutzfunktion durch Apoptose besteht auch durch Elimination virusinfizierter Zellen oder solchen mit verändertem Erbgut. Auch eine regelmäßige Erneuerung alter Sinneszellen, etwa für Geschmack oder Geruch, oder auch von Darm- und Hautzellen findet durch diesen Mechanismus statt.

Die berechtigte Aussendung des apoptotischen Signals wird über Wechselwirkungen von Onkogenen (Bcl-2 Familie) überprüft. Bei überwiegend inhibitorischer Aktivität, etwa durch Bcl-2 oder Bcl-xL vermittelt, bleibt die Funktionsfähigkeit der Mitochondrien erhalten

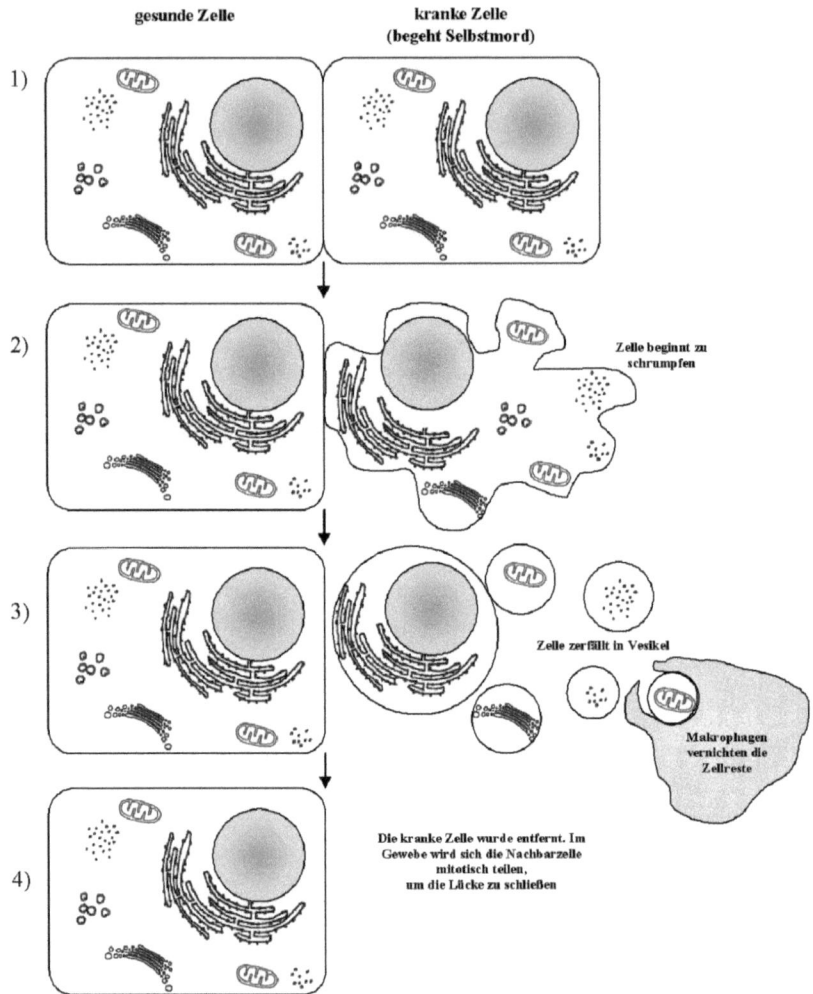

Abb. 13: Apoptotischer Ablauf.
Von H. Hoffmeister - Eigenes Werk (d. h. Originaltext: selbst erstellt), Gemeinfrei, https://commons.wikimedia.org/w/index.php?curid=7120948

und die Apoptose wird verhindert. Überwiegen hingegen Proteine mit exzitatorischer Aktivität, wie Bax oder Bak, kommt es zu einer Ausschüttung pro-apoptotischer Moleküle. Wenn nachfolgend Cytochrom c über einen Kanal durch die Mitochondrienmembran in das Zytoplasma gelangt, wird der Zelltod nach festem Schema unumkehrbar durchgeführt (47): Zunächst schrumpft die Zelle auf etwa 1/10 ihrer Ausgangsgröße. Nukleasen spalten die DNA in mehrere Stücke auf, womit die Zelle ihre Fähigkeit zur Zellteilung verliert. Caspasen spalten die Strukturproteine wie Mikrotubuli, Aktinfilamente und Intermediärfilamente der Zelle und lösen so das Zytoskelett auf. Die Zelle zerfällt in mehrere kleinere Vesikel. Eingewanderte Makrophagen entsorgen die restlichen Zellbestandteile. Durch Mitose einer benachbarten Zelle wird der Platz der zerstörten Zelle eingenommen.

2 Relevante pathophysiologische Mechanismen

2.1 Dynamischer Energie-Metabolismus

Physiologische Funktionen der Neuronen werden ganz wesentlich energetisch gesteuert. Normalerweise gewinnen Zellen ihre ATP-Energie durch oxidative Phosphorylierung. Aufgrund der durch Alterung angehäuften Fehler gelingt es Mitochondrien immer weniger, die Überlebensfähigkeit der Zelle durch eine adäquate Energieversorgung abzusichern. Der zusätzlich auftretende, oxidative Stress wirkt sich neurodegenerativ aus **(49)**. In diesem Kontext konnte bei der Alzheimerkrankheit eine von der Norm abweichende, zelluläre bioenergetische Funktion identifiziert werden **(50)**.

2.1.1 Astrozyten-Neuronen-Laktat-Shuttle (ANLS)-Hypothese

Neurone verbrauchen deutlich mehr Energie als Gliazellen **(51)** . Daher wurde lange Zeit angenommen, diese verwerteten den überwiegenden Teil der Menge an Glukose. Zugleich stellte sich die Frage, ob sie Glukose direkt verarbeiten, um ihren Energiebedarf zu decken, oder ob sie dafür einen Teil von astrozytär geliefertem Laktat verwenden **(52) (53)**.

Astrozyten sind gemäß der Astrozyten-Neuronen-Laktat-Shuttle (ANLS)-Hypothese in der Lage, Glukose zu Laktat zu verstoffwechseln, welches an die Neurone transferiert und dort auch unter aeroben Bedingungen zur Energiegewinnung genutzt wird. Glukose wird von den Astrozyten, welche mit ihren Endsockeln direkten Kontakt zu den Endothelzellen der Kapillaren haben, aus dem Blut aufgenommen. Die Aufnahme von Glukose erfolgt dabei über den Glukosetransporter (GLUT) Isoform 1. In den Astrozyten kann Glukose entweder als Glykogen gespeichert oder in der Glykolyse zu Pyruvat verstoffwechselt werden, wodurch ATP gewonnen wird. Pyruvat wird

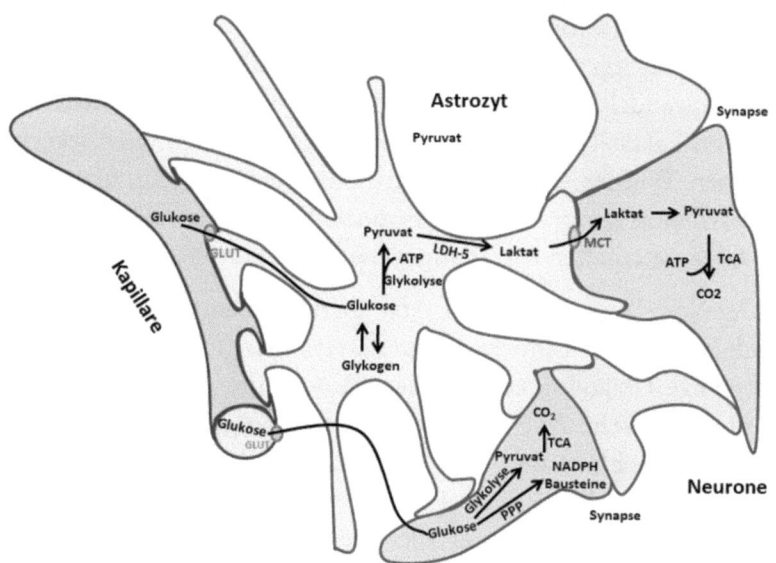

Abb. 14: Astrozyten-Neuronen-Laktat-Shuttle-Hypothese. Grafik Wrobel

anschließend durch das Enzym Laktatdehydrogenase Isoform 5 (LDH-5) in Laktat umgewandelt und an die Neurone transferiert. Hierzu wird das Laktat über die Monokarboxylat-Transporter (MCT) Isoform 1 und 4 aus den Astrozyten exportiert und über den MCT Isoform 2 in die Neurone importiert. In den Neuronen wird Laktat dann mittels des Enzyms Laktatdehydrogenase Isoform 1 (LDH-1) wieder in Pyruvat umgewandelt und unter Gewinnung von ATP in dem Citratzyklus (TCA) und anschließender oxidativer Phosphorylierung metabolisiert. Neben Laktat nehmen Neurone auch Glukose aus dem Parenchym auf, welche sie über den Glukose-Transporter Isoform 3 importieren. Die aufgenommene Glukose kann entweder mittels Glykolyse, Citratzyklus und anschließender oxidativer Phosphorylierung zur Energiegewinnung genutzt, oder im Pentosephosphatweg (PPP) zur Produktion von Bausteinen für die Biosynthese und des Reduktionsmittels NADPH verwendet werden.

Die Validität dieser ANLS-Hypothese stützt sich auf folgende Erkenntnisse: Astrozyten haben den direkteren Zugang zu den vom Blut gelieferten Nährstoffen einschließlich der Glukose. Sie besitzen auch die LDH-Isoform 5, die Pyruvat in Laktat umwandelt, während Neurone vorwiegend über LDH-Isoform 1 verfügen, die Laktat in Pyruvat umwandelt. Die zellabhängige Expression verschiedener Isoformen von Laktat-Transportern in Astrozyten und Neuronen sprechen für einen Transfer von Laktat von Astrozyten zu Neuronen. Laktat kann synaptische und andere neuronale Funktionen in Abwesenheit von Glukose erhalten beziehungsweise wiederherstellen **(54)**.

Der Vorteil für Neurone, Laktat aufzunehmen, in Pyruvat umzuwandeln und es in Mitochondrien zu verarbeiten, besteht darin, eine aufwendige Glykolyse zu umgehen. Bedeutsam wird es dann, wenn die physiologische ATP-Energie-Produktion aufgrund von Alterungsvorgängen nachlässt und/oder die Nachfrage an ATP-Energie durch reguläre Bereitstellung nicht gedeckt werden kann. Sofern genügend Sauerstoff vorhanden, ist es die oxidative Phosphorylierung, und nicht die Glykolyse, mit der ATP in größerer Menge gebildet wird. Hingegen sind Astrozyten in der Lage, ihren geringeren Energieverbrauch weitgehend durch Glykolyse decken. Energiegewinnung aus Laktat bietet Neuronen zusätzlich die Gelegenheit, einen Teil der aufgenommenen Glukose nicht glykolytisch zu verwerten, sondern im Pentosephosphatweg zur Herstellung von Antioxidantien und Ausgangsstoffen für die Biosynthese zu nutzen **(55)** .

2.1.2 Neuroenergetisches Modell

Das neuroenergetische Modell **(56)** beruht auf dem Zusammenwirken von Astrozyten und Neuronen, die beide Glukose als Energiequelle nutzen. Während Glukose anaerob in Astrozyten in signifikantem Umfang zu Laktat metabolisiert und in das extrazelluläre Milieu freigesetzt wird, kann das, aus Glukose oder Laktat entstandene Pyruvat in Neuronen aerob metabolisiert und durch OxPhos in ATP-Energie umgewandelt werden **(55)**. Neuronen selbst sind nicht in der Lage, ihre Energieproduktion durch Glykolyse weiter zu steigern. Bei eingeschränkter mitochondrialer Funktion wird reaktiv die Glykolyse in Astrozyten hochreguliert, was zu vermehrter Produktion von Laktat führt. Wenn zugleich Neurone ihre OxPhos-Aktivität hochregulieren, kann das aus der astrozytären Glykolyse zugeführte Laktat zur ATP-Energiegewinnung genutzt werden **(50) (57) (58)**. Dieser kompensatorische Mechanismus, Hochregulierung der astrozytären Glykolyse und mitochondrialer OxPhos-Aktivität, ist ein komplementäres Geschehen, das insbesondere bei Alterung von Mitochondrien in Gang gesetzt wird. Der erste Schritt, der erstmals beim Krebsmetabolismus entdeckt worden ist, wird als Warburg- **(59)** , der zweite als inverse-Warburg-Effekt **(60)** bezeichnet.

In diesem Kontext steht der Alterungsprozess zwischen Aggregationsdynamik zellulärer Proteine und metabolischer Kapazität älterer Neurone. Dieser wird auf molekularer Ebene durch Zunahme molekularer Störungen und gleichzeitiger Abnahme enzymatischer Prozesse angetrieben **(61)**: Ein gleichzeitiger Abfall von Chaperon- und Proteasom-Aktivitäten wirkt sich nachteilig auf die Proteinaggregation aus und begünstigt damit die Amyloidbildung. Auf metabolischer Ebene hat Alterung Auswirkungen auf die Effizienz, mit der Neurone angemessen kalorische Energie vermitteln und diese in ATP umwandeln.

In dem vorgestellten, neuroenergetischen Modell ist somit nachlassende Effizienz Auslöser der Kaskade, die mit der Hochregulierung der oxidativen Phosphorylierung in Neuronen einhergeht. Der damit verbundene, oxidative Stress verursacht weitere Schäden an Mitochondrien. Infolge mangelnder Energiebereitstellung führen Verluste von Neuronen zur Schädigung des Gehirns und begünstigen so eine Ausprägung demenzieller Zustände **(60)**.

2.1.2.1 Seitblick: Warburg-Effekt, Inverser Warburg-Effekt

Warburg-Effekt

Warburg hatte 1924 eine Hypothese zur Krebsentstehung entwickelt. Diese besagt, dass Krebszellen bevorzugt ihre notwendige Energie aus der anaeroben Milchsäuregärung von Traubenzucker gewinnen und daher Sauerstoff nicht unbedingt für das Krebswachstum notwendig sei. Demnach würden Tumorzellen ihre Energie hauptsächlich durch Vergärung von Traubenzucker gewinnen -und nicht, wie gesunde Körperzellen aus der Zellatmung. Beiden Stoffwechselwegen gemeinsam ist der Abbau von Traubenzucker im Rahmen der Glykolyse. Bei der Gärung ist der Zuckerabbau damit beendet. Die bei der Glykolyse anfallenden Produkte werden zu Milchsäure umgewandelt. Im Zuge der Zellatmung wird das Zuckergerüst dagegen weiter abgebaut. Erst für diesen vollständigen Abbau, der als Atmungskette bezeichnet wird und der in den für die Energiegewinnung zuständigen Mitochondrien stattfindet, ist Sauerstoff nötig (59) (62).

Inverser Warburg-Effekt

Das von Pellerin und Magistretti entwickelte neuroenergetische Modell basiert auf einer neuronal-astrozytären Charakterisierung der Energieversorgung und -nachfrage in neuronalen und glialen Zellen. Danach beruht der Hirnenergie-Metabolismus auf Aktivitäten sowohl von Neuronen als auch Astrozyten (63) (64).

Beide Zelltypen nutzen Glukose als Energiequelle. In Astrozyten wird ein signifikanter Anteil von Glukose anaerob zu Laktat metabolisiert und in das extrazelluläre Milieu freigesetzt. In Neuronen hingegen wird von Glukose- und von Lactat-abgeleitetes Pyruvat aerob metabolisiert, wobei die oxidative Phosphorylierung die vorherrschende Energieproduktion ist. Neuronen sind nicht in der Lage, die Energieproduktion durch Glykolyse zu erhöhen. Ihr fehlen dazu Aktivitäten von einigen die Glykolyse fördernden Enzymen (65).

Werden nun einige der Mitochondrien in Neuronen dysfunktional und lässt deswegen die Energielieferung nach, kann kompensatorisch gegenreguliert werden: Hochregulierungen der Glykolyse in Astrozyten, was zu einer erhöhten Laktatproduktion führt, und zugleich die von OxPhos-Aktivitäten in Neuronen, die das astrozytär gelieferte Laktat zusätzliche zur Energieproduktion verwertet. Beides, Hochregulierung der Glykolyse wie die der OxPhos-Aktivität, sind zwei komplementäre Methoden der metabolischen Umprogrammierung.

2.2 Mitochondriale Dynamik und entwicklungsgeschichtliche Aspekte

Die während der gesamten weiblichen Entwicklungsgeschichte angesammelten Mutationen haben zu einer evolutionär sinnvollen Diversität geführt. Neu entstandene Varianten haben es Homo sapiens sapiens erlaubt, sich verschiedenen Umgebungen anzupassen. Mit

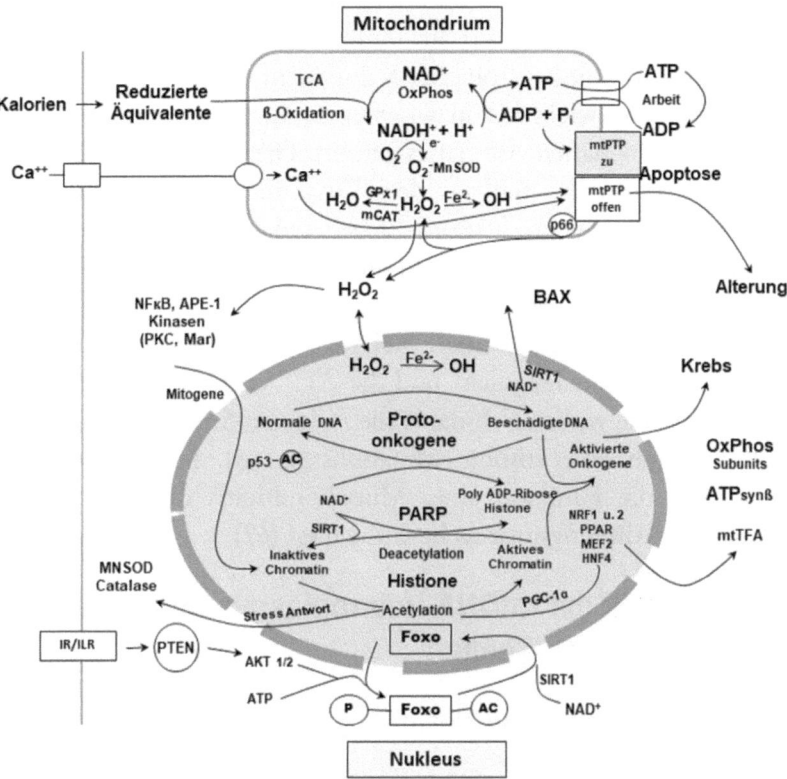

Abb. 15: Modell für Auswirkung einer mitochondrialen Dysfunktion in einer Zelle bei metabolischen und degenerativen Erkrankungen, Alterung und Krebs. Grafik Wrobel

diesem Sachverhalt kann zugleich schlüssig erklärt werden, warum moderne Gesellschaften postreproduktiv dazu neigen, degenerative Krankheiten zu entwickeln.

Menschliche Vorfahren waren ganz besonderen bioenergetischen Zwängen ausgesetzt. Als Jäger und Sammler mussten sie ausreichend Nahrungsmittel beschaffen und diese effizient verwerten. Als lebensentscheidender Faktor stellte sich dabei die, an diese Lebensumstände angepasste mitochondriale Funktion heraus. Solche adaptiv bedingte mtDNA-Mutationen unterstanden einer strengen Umweltkontrolle. Demgegenüber ist es heutzutage in wirtschaftlich entwickelten Gesellschaften möglich, jederzeit und unbegrenzt Nahrung zu sich zu nehmen. Das aus der Diskrepanz aus umweltkontrollierter, mitochondrialen Genetik und unkontrollierter Kalorienzufuhr beförderte, energetische Ungleichgewicht hat inzwischen zu krankheitsrelevanten Störungen epidemiehaften Ausmaßes geführt. Die daraus herleitbare Pathophysiologie ergibt sich aus dem Zusammenspiel zwischen mitochondrialer Energieproduktion, ROS-Erzeugung sowie seneszenter und apoptotischer Vorgänge **(31) (66)**: Über die mitochondriale Dynamik spricht das Verwertungssystem auf ein Übermaß an Energie an. Reaktiv wird das mitochondriale Netzwerk durch Fusionsprozesse erweitert, OxPhos hochreguliert und die ATP-Ausbeute quantitativ erhöht. Nachteilig wirken sich dabei die reaktiven Sauerstoffspezies auf mtDNA durch eine erhöhte Mutationsrate aus. In letzter Konsequenz wird die Funktion eines Mitochondriums durch einen beschleunigten Alterungsprozess beeinträchtigt **(67)**.

2.3 Dynamik der mtDNA Heteroplasmie und Manifestation von Krankheiten

2.3.1 Homo- und Heteroplasmie

Die fast ausschließlich maternal vererbten mtDNA-Codes sind in einer großen Anzahl von Kopien in einer unterschiedlich hohen Anzahl von Mitochondrien in der mütterlichen, somatischen Zelle vorhanden. Hinzu kommen zufällig aufgetretene Mutationen in der mtDNA entweder in jeder Kopie (Homoplasmie) oder mutierte Gene und nicht-mutierte Wildtypen koexistieren in unterschiedlichen Mischungsverhältnissen (Heteroplasmie).

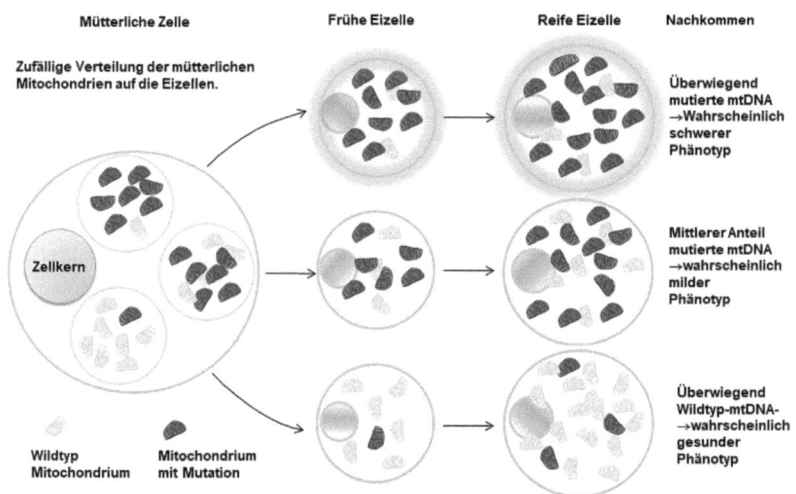

Abb. 16: Bottleneck effect der mitochondrialen Vererbung; der minimale krankheitsauslösende Anteil (threshold effect) ist bei den mitochondrialen Mutationen individuell verschieden. Grafik Wrobel

Bei der meiotischen Eizellbildung werden nur wenige und zufällig ausgewählte mtDNA-Moleküle aus dem somatischen Zellbestand der Mutter auf die noch unreifen, haploiden Oozyten übertragen. Während des Reifungsprozesses vermehren sich diese wenigen Moleküle rasch und erzeugen eine hohe Anzahl von Kopien.

Waren die auf die Oozyte übertragenen mtDNA-Moleküle ausnahmslos homoplasmatisch, dann sind es nachfolgend auch alle Kopien. Hingegen können sich in einer heteroplasmatischen Situation die Anteile von mutierten Genen und Wildtypen einer mtDNA von Generation zu Generation sprunghaft ändern. Mütter und ihre Nachkommen weisen dann in den Kopien unterschiedliche Mischungsverhältnisse auf (Bottleneck-Effekt).

Ein ähnlicher Effekt besteht auch während der Embryonalentwicklung. Die mtDNA Kopien in Mitochondrien mit einem unterschiedlichen Mischungsgrad an Mutationen werden bei Zellteilungsprozessen der Zygote ebenfalls zufällig auf Tochterzellen verteilt.

2.3.2   Manifestation von Krankheiten

Allein aufgrund dieser Gemengelage lassen sich in der heteroplasmatischen Situation nicht ohne Weiteres Aussagen zur Manifestation von Erkrankungen in unterschiedlichen Geweben oder Organen treffen. Allerdings wird verständlicher, warum bei Nachkommen postmitotisch unerwartet viele Gene mutiert sein können, deren Mütter selbst nur eine geringe Anzahl an Mutationen in ihrem Keimzellbestand oder somatischen Zellen aufweisen.

Eine sich manifestierende Krankheit lässt sich entweder auf eine bestehende Homo- oder auf eine sich verändernde Heteroplasmie zurückführen: Ist nur ein kleiner Anteil der mtDNA mutiert, wird lediglich die Leistungsfähigkeit eines Organs eingeschränkt. Schreitet dieser Prozess fort, können kleine Änderungen im Verhältnis von mutierter zu normaler mtDNA die Expression zahlreicher Gene der nDNA abrupt mit krankheitsauslösender Relevanz verändern **(16)** **(68) (69)**. Die Mutationen selbst können ganz unterschiedlich charakterisiert sein. Bei einigen ist nur ein einzelnes Nukleotid in der mtDNA mutiert (Punktmutation). Andere treten dann auf, wenn größere Abschnitte der mtDNA fehlen (Deletion) oder doppelt oder mehrfach vorhandene Abschnitte vorhanden sind (Duplikationen). Darüberhinaus kommen krankheitsassoziierende Mutationen nicht nur in Genen vor, die für Proteine codieren, sondern auch in solchen für Transfer-RNA (tRNA), seltener auch in Genen für ribosomale RNA (rRNA). So beeinträchtigt etwa die durch Mutation bedingte Funktionsunfähigkeit der tRNA die gesamte Proteinsynthese in den Mitochondrien **(68)**.

Manche mitochondriale Krankheiten, wie die Lebersche Optikusneuropathie oder das MELAS-Syndrom, manifestieren sich ausschließlich dann, wenn alle mtDNA-Moleküle eine Mutation aufweisen. Anders ist es in der heteroplasmatischen Situation. Durch wenig verstandene Umstände können sich die Anteile von mutierter und nichtmutierter mtDNA von Generation zu Generation sprunghaft ändern. Wird in dem sich neu einstellenden Gemisch eine bestimmte

Schwelle überschritten **(70)**, können sich Krankheiten in einer Vielzahl ganz unterschiedlicher klinischer Manifestationen ausprägen. Solche diskreten Modifikationen der nukleären Genexpression lassen sich am besten sich mit dem Phänomen einer physikalischen Phasenänderungen vergleichen: Bei Wärmezufuhr entsteht aus Eis plötzlich Wasser oder Dampf. In Analogie würde eine quantitative Veränderung, bedingt durch einen höheren Anteil mutierter mtDNA, eine qualitative Koordinatenänderung der nukleären Genexpression herbeiführen. Plötzlich auftretende, diskrete Veränderungen klinischer Symptome bzw. Manifestation von Krankheiten wäre die Folge **(16)**.

Demnach sind keinesfalls nur homoplasmatisch erworbene Krankheiten klinisch bedeutsam, sondern es sind vor allem diejenigen mit einem heteroplasmatischen Hintergrund, die durch eine „dekompensierende" Heteroplasmie manifest werden **(70) (71) (72)**. Nach allem lässt sich über die Dynamik der mtDNA Heteroplasmie schlüssig erklären, wie sich neurodegenerative Erkrankungen entwickeln. **(72)**.

3 Potenziell geeignete diagnostische und therapeutische Verfahren

Der bisherigen Ausführung nach erweist sich vor allem der Mutationsumfang in der mtDNA als gesundheitsschädlicher Faktor. Sich manifestierende, auf eine mitochondriale Dysfunktion zurückführende Krankheiten lassen sich entweder auf eine bestehende Homo- oder auf eine sich verändernde Heteroplasmie zurückführen. Dekompensiert letztere, verändert sich abrupt die Expression zahlreicher Gene der nDNA. Dieses Genexpressionsprofil, also das Muster der Genaktivität auf der Ebene, auf der mtDNA-Mutationen Störungen in der Gehirnfunktion auslösen können, ähnelt dem Profil, wie sie bei neurodegenerativen Störungen wie der Alzheimer-Krankheit gefunden worden sind **(16)** . Mit Eintritt dieser Situation verändert sich abrupt die spezifische Eigenschaft des Mitochondriums als Energieversorger und entscheidet damit auch das Schicksal einer Nervenzelle: Sie tritt ein in eine akut aktivierbare, prämature Seneszenz oder stirbt durch programmierten Zelltod ab. Das Ausmaß beider Mechanismen bestimmt, in welchem Umfang die gewohnte Funktion des Gehirns beeinträchtigt wird. Bei der sporadischen Form der Alzheimerkrankheit steht somit eine fehlregulierte oder aufgehobene Bereitstellung von Energie im Vordergrund. Um entsprechende Zustände räumlich und zeitlich erfassbar zu machen, sind neuartige Messverfahren unabdingbar. Hierüber ließen sich Biomarker entwickeln, mit deren Hilfe pathologische Veränderungen des Gehirns in einem präklinischen Stadium adäquat angezeigt werden können.

3.1 Diagnostische Möglichkeiten

3.1.1 Weiterentwicklung optischer, informationsbasierter Biomarker

Für das Verständnis der Physiologie in gesundheitlichen oder krankhaften Zuständen wird für die Analyse von Stoffwechselprozessen eine quantitative Analyse der Dynamik von Ionen und Metaboliten mit subzellulärer Auflösung in vivo benötigt. Neuentwicklungen auf dem Gebiet der optischen Bildgebung erlauben eine Visualisierung der Gewebemikrostruktur und verhelfen so zu einer quantitativen Kartierung von krankheitsspezifischen, endogenen und exogenen Substanzen. Geeignet sind solche Technologien für eine nicht-invasive und objektive Diagnostik und zur Überwachung eingeleiteter Therapien **(73)**.

So können beispielsweise genetisch kodierte Förster-Resonanz-Energieübertragungs- (FRET-)Sensoren zur Echtzeit-in-vivo-Detektion von Metaboliten eingesetzt werden. FRET-Sensorproteine, etwa für Glukose, können genetisch auf jedes zelluläre Kompartiment oder sogar auf Subdomänen, etwa eine Membranoberfläche, abgestellt werden, indem sie Signalsequenzen hinzufügen oder die Sensoren an spezifische Proteine fusionieren. Die Sensoren können für Analysen in einzelnen Säugetierzellen in Kulturen, Geweben und intakten Organismen verwendet werden. Zu den Anwendungen gehören Detektierung von Genen, Hochdurchsatz-Medikamentenbildschirme oder systematische Analyse von regulatorischen Netzwerken. Quantitative Analysen, die mit Hilfe von FRET-Sensoren für Glukose oder andere Ionen und Metaboliten erhalten werden, liefern wertvolle Daten für die Modellierung von Flussmitteln, hier etwa die Überwachung der Glukosespiegel im Zytosol von Säugetierzellkulturen. Solche Protokolle sind prinzipiell einsetzbar für andere Ionen und Metaboliten und für Analysen in anderen Organismen, beispielsweise Bakterien, Hefen oder intakten Pflanzen **(74) (75)**.

In Hirngewebe haben einige Energiemetaboliten Umsatzzeiten von Millisekunden bis zu Sekunden und werden schnell zwischen Zellen und innerhalb von Zellen ausgetauscht. Bis vor kurzem waren diese schnellen metabolischen Ereignisse unzugänglich, denn Standard-Isotopentechniken erfordern die Verwendung von Populationen von Zellen und/oder beinhalten Integrationszeiten von Minuten. Dank der fluoreszierenden Sonden und jetzt verfügbaren genetisch kodierten optischen Nanosensoren kann mit dieser Technologie Kon-

zentrationen von Metaboliten in Echtzeit und in Einzelzellen überwacht werden. In Kombination mit Adhoc-Inhibitor-Stop-Protokol-
len haben diese Sonden eine Schlüsselrolle für Kalium K^+ bei der
akuten Stimulation der astrozytären Glykolyse durch synaptische Aktivität gezeigt. Auch der Warburg-Effekt konnte in einzelnen Krebszellen nachvollzogen werden. Genetisch kodierte Nanosensoren existieren derzeit für Glukose, Laktat, NADH und ATP und bald werden
weitere Metabolitenanosensoren verfügbar sein. Diese optischen
Werkzeuge, zusammen mit verbesserten Expressionssystemen und in-
vivo-Imaging, erlauben eine genaue zelluläre, metabolischen Analyse
unterschiedlicher Zustände **(76) (77)**.

Laktat wird zwischen und innerhalb der Zellen versetzt und spielt
metabolische und signalisierende Rollen in gesunden Geweben. Als
Vorbote eines veränderten Stoffwechsels ist Laktat auch in der Pathogenese beispielsweise bei der Neurodegeneration oder Krebsentstehung beteiligt. So zeigen etwa Tumorzellen eine hohe Laktatproduktion in Gegenwart von Sauerstoff, ein Phänomen, das als Warburg-Effekt bekannt ist. Dieser Effekt konnte inzwischen in vivo mit einem
genetisch kodierten, FRET-basierten Nanosensor für Laktat durch
Messung der Laktatkonzentration und des Laktatflusses in einzelnen
Säugetierzellen bestätigt werden **(78)**.

3.1.1.1 Energie-Stoffwechsel

Als Nachweis von Fehlregulierungen im Energie-Stoffwechsel bietet sich die Messung der OxPhos-Aktivität an. Mit genetisch kodierten Fluoreszenz-Biosensoren ist es innerhalb lebender Zellen nicht-in-
vasiv möglich, die Präsenz verschiedener Metaboliten kontinuierlich
und in Echtzeit mit räumlicher Auflösung nachweisen **(76) (79)**.

Das Messsignal vieler dieser Biosensoren basiert auf einer Veränderung der Intensität eines Förster Resonanz Energietransfers (FRET).
Typische FRET-basierten Biosensoren, bestehen aus periplasmati-
schen Bindedomänen von E. coli, an die C- und N-terminal Farbvari-
anten des Grün Fluoreszierenden Proteins (GFP) fusioniert wurden.
Durch eine Konformationsänderung der Proteinstruktur in Bindedo-

mänen, die bei Ligandenbindung auftritt, verändert sich die räumliche Distanz und Orientierung der Fluoreszenzproteine zueinander. Als Folge kommt es zu einer Veränderung der FRET-Signalintensität, die als direkter Nachweis für die Anwesenheit des Liganden angesehen werden kann. Beispielsweise spielt Laktat in gesunden Geweben eine metabolische und signalisierende Rolle. Mit einem genetisch kodierten, FRET-basierten Nanosensor konnte der Warburg-Effekt durch Messung der Laktatkonzentration und des Laktatflusses in einzelnen Säugetierzellen in vivo bestätigt werden **(78)**. Diese Methode ist demnach geeignet, die OxPhos-Aktivität als ein Biomarker zur Erfassung auch der Neurodegeneration einzuführen. Solche Nanosensoren stehen derzeit für Glukose, Laktat, NADH und ATP zur Verfügung **(79)**.

3.1.1.2 Mitochondriale Redox-Marker

Ungleichgewichte in der ROS-Homöostase befördern oxidativen Stress, worunter das Mutationsrisiko in nukleärer und mitochondrialer DNA steigt **(27) (80)**. Zahlreiche Techniken, Assays und Biomarker werden verwendet, um über die Messung reaktiver Sauerstoff- und Stickstoffspezies (RNS) Aussagen zum Ausmaß des oxidativen Stresses zu treffen. So lassen sich mit der Electron Paramagnetic Resonance-Spektroskopie Stärken und Einschränkungen unterschiedlicher ROS- oder RNS-Messmethoden bewerten **(81)**.

Als mitochondrialer Redox-Biomarker eignet sich das Glutathion-System. Durch verbesserte analytische Techniken in praktisch jeder Gewebeprobe oder mit analytischen bildgebenden Verfahren, wie HMPAO SPECT, ist es möglich, über Glutathionmetaboliten eine Abschätzung des Redox-Ungleichgewichts vorzunehmen **(82)**.

3.1.1.3 Elektronenakzeptoren NADH/FAD

Die frühzeitige Erkennung von mitochondrialen und metabolischen Anomalien ist wesentlicher Schritt, zeitnah Diagnosen stellen und therapeutische Eingriffe effektiv gestalten zu können. Reduziertes Nicotinamid-Adenin-Dinukleotid (NADH) und Flavin-Adenin-Dinukleotid (FAD) sind relevant in einem breiten Spektrum zellulärer Oxidations-Reduktions-Reaktionen und erlauben Messungen des Stoffwechselzustands. NADH und FAD sind natürlich fluoreszierend und können mit unterschiedlichen Wellenlängen für komplementäre bildgebende Verfahren angeregt werden **(83)**.

Der NAD^+/NADH-Redoxzustand in lebenden Zellen und in vivo lässt sich mit einem hochempfindlichen, genetisch codierten Fluoreszenzsensor SoNar (Sensor von NAD(H)-Redox) überwachen. Durch Bindung an entweder NAD^+ oder NADH werden seine fluoreszierenden Eigenschaften beeinflusst **(84)**. Dieser Biosensor bietet sich zur Echtzeiterfassung von Störungen des Energiestoffwechsels an.

Als potenzielle Biomarker zur Erfassung metabolischer und mitochondrialer Aktivitäten bieten sich intrazelluläres NADH und FAD an **(83)**.

3.1.1.4 Mitochondriale Dynamik

Mitochondriale Morphologie variiert in Zelltypen und Gewebe und verändert sich schnell als Reaktion auf äußere Einflüsse und auf den Nährstoffstatus **(38) (85) (86)** über Fusions- und Fissionsprozesse. Unangemessene Fission verursacht mitochondriale Fragmentierung und steht in Zusammenhang mit metabolischer Dysfunktion und Krankheit. Unangemessene Fusion hingegen führt zu einem hyperfundierten Netzwerk und dient dazu, metabolischen Störungen entgegenzuwirken, die zelluläre Integrität zu bewahren und vor Autophagie zu schützen **(86)**. Mit der Identifizierung mehrerer Schlüssel-Fusions- und Fissionsregler wie Drp1, OPA1 oder Mitofusinen konnte ein Einblick in die Pathogenese neurodegenerativer Erkrankungen in Zusammenhang mit gestörter mitochondriale Dynamik **(85) (87)** gewonnen werden.

Mit optischen Bildgebungsverfahren lassen sich Gewebemikrostrukturen und eine quantitative Kartierung krankheitsspezifischer endogener und exogener Substanzen visualisieren. Sie sind geeignet für eine nicht-invasive Diagnostik und zur Überwachung eingeleiteter Therapien. Zu den geeigneten Methoden zählen u.a. spektroskopische Verfahren **(73)**. Beispielsweise lässt sich, auf Basis einer photo-thermischen, optischen Kohärenzmikroskopie und Verwendung einer neuartigen Oberflächenfunktionalisierung von Goldnanopartikeln, mitochondriale Dynamik lebender HeLa-Zellen mit einem 3D-Zeit-raffer-Bildgebungsverfahren überwachen. Durch die Kombination der zeitlichen Autokorrelationsanalyse mit einem klassischen Diffusions-modell kann mitochondriale Dynamik auch quantifiziert werden. Die Ergebnisse lassen sich in 3D-Karten, welche die Heterogenität der Diffusionsparameter über das gesamte Zellvolumen hinweg zeigen, abbilden **(88)**. Somit sind bildbasierte Verfahren als Biomarker für mitochondriale Phänotypisierung geeignet **(89)**.

3.1.2 Biomarker zur Erfassung neuronaler Seneszenz und Apoptose

3.1.2.1 Seneszenz

Zelluläre Seneszenz beschreibt den Wachstumsstillstand alternden Zellen und findet sich bei der Alzheimer-Krankheit in Glia und Neu-ronen. Einbezogen sind Phänotypen, die mit der zellulären Senes-zenz assoziiert sind, wie etwa Zytokine, epigenetische Regulation und Proteinexpression **(90)**.

Seneszente Zellen sind Teil eines besonderen Mechanismus für zeitabhängige Gewebefunktionsstörungen. Sie beeinflussen negativ benachbarte, durch einen veränderten, sogenannten seneszenzbezo-genen sekretorischen Phänotyp (SASP). Nachteilhaft wird so Senes-zenz gesunder Zellen oder Tumorbildung, wie auch Atherosklerose oder Neurodegeneration gefördert. Für Interventionen, etwa durch Entfernung seneszenter Zellen, ist für das Verständnis von Alterungs-vorgängen ein zuverlässiger Biomarker unumgänglich **(91)** .

Eine der am besten charakterisierten und vereinfachten Methoden zur Messung der Seneszenz in vitro und in vivo ist der β-Galactosida-se (β-Gal) -Assay, der die β-Gal-Aktivität misst, die durch seneszieren-de Zellen exprimiert wird, die immunhistochemisch bei pH 6,0 nach-weisbar sind. β-Gal zeigt sich nur in seneszierenden Zellen und nicht

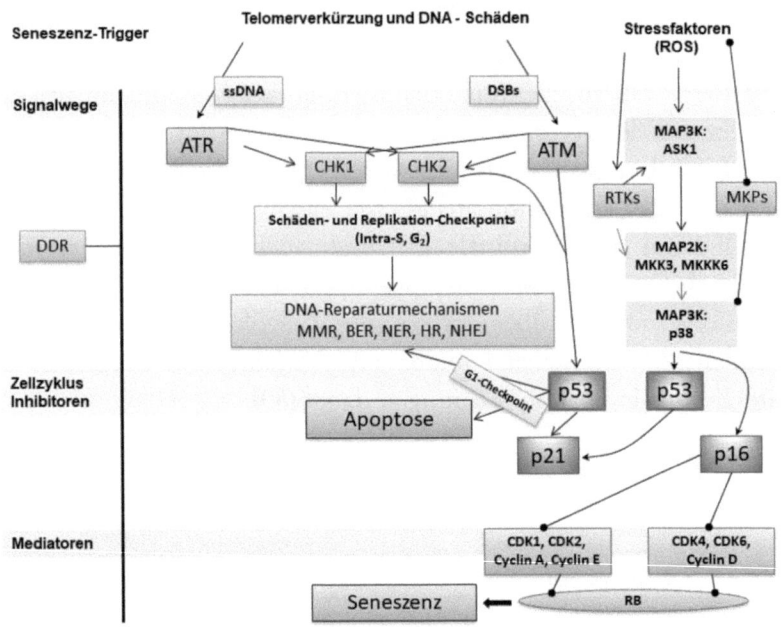

Abb. 17: Graphische Darstellung zweier Seneszenz-Signalkaskaden: Trigger (Telomerverkürzung/DNA-Schäden und Stressfaktoren/ROS) aktivieren Zellzyklus-Inhibitoren, die über Mediatoren Seneszenz induzieren. Grafik Wrobel

in preseneszenten oder ruhigen Fibroblasten oder Keratinozyten und ist damit ein zuverlässiger Marker für die Erkennung seneszenter Zellen in mehreren Organismen und Zuständen. So lässt sich Seneszenz assoziiertes β-Gal (SA-β-Gal) altersabhängig in Hautproben menschlicher Spender verlässlich nachweisen. Das SA-β-Gal-Protokoll beinhaltet die Färbung von Zellen bzw. Geweben mit X-Gal (5-Brom-4-chlorindoly-β-D-Galactosid oder einem anderen fluoreszierenden Analogon wie FDG), ein chromogenes Substrat von β-Gal. X-Gal wird durch β-Gal gespalten, was zu einem unlöslichen blauen Farbstoff führt. SA-β-Gal wurde als seneszenter Marker in einem replikativen seneszent-Protokoll oder durch seneszenzinduzierte Methoden mit DNA-Schädigungsmitteln, onkogenen Signalen oder Überexpression von Tumorsuppressoren wie p16 und ARF (92).

Altersabhängig entwickeln Neurone auch einen seneszenzähnlichen Phänotyp mit Anstieg des lysosomalen Anteils und gleichzeitig des Gehalts an lysosomaler β-Galaktosidase **(93)**. So konnte experimentell in vivo eine ausgeprägte Induktion der SA-β-gal-Aktivität im Hippocampus beobachtet werden **(94)**. Als Biomarker zur Identifizierung der neuronalen Seneszenz bietet sich die seneszenz-assoziierte-β-Galactosidase (SA-β-gal) an.

Als ein Stress-Response-Phänomen wurden Telomerverkürzungen identifiziert. In peripheren Blutzellen von Menschen mit Alzheimerkrankheit wurden kürzere Telomere als die bei altersangepassten Kontrollen entdeckt. Auch wurde beobachtet, dass Fibroblasten bei der sporadischen Form der Alzheimerkrankheit spezifisch einen anomalen und nachweisbaren Konformationszustand des mutantähnlichen Seneszenzmarker p53 exprimieren, welcher die Differenzierung von entsprechenden Patienten ermöglicht **(95)**. Periphere Blutzellen betroffener Menschen sind auch empfindlicher gegenüber Apoptose. So wurde eine erhöhte Apoptoserate in CD4$^+$-T-Zellen sowie Anzahl natürlicher Killerzellen beobachtet, begleitet von einer verstärkten Expression des anti-apoptotischen Proteins B-Zell-Lymphom 2 (Bcl-2), des Antioxidans-Enzyms Superoxiddismutase 1 (SOD1) und verschiedener Subtypen von Caspasen **(17)**.

3.1.2.2 Apoptose/Programmierter Zelltod

Apoptose ist unter anderem auch ein mitochondrial vermitteltes Signal zur Auslösung eines programmierten Zelltodes. Neben der apoptotischen Form des programmierten Zelltods besteht auch eine, die durch Autophagie vermittelt wird **(96) (97)**. Bei der Alzheimerkrankheit wird dieser Prozess vielfältig, etwa durch Zelloberflächenrezeptoren, Caspasen, mitochondriale Faktoren oder p53 moduliert **(98)** .

Presenilin Eiweiße (PSEN1, PSEN2) **(3)**, wie auch anti-apoptotisches Protein Bcl-2, Antioxidans-Enzym Superoxiddismutase 1 (SOD1) oder verschiedene Subtypen von Caspasen sind in diesem Kontext als Biomarker geeignet **(17) (99)**.

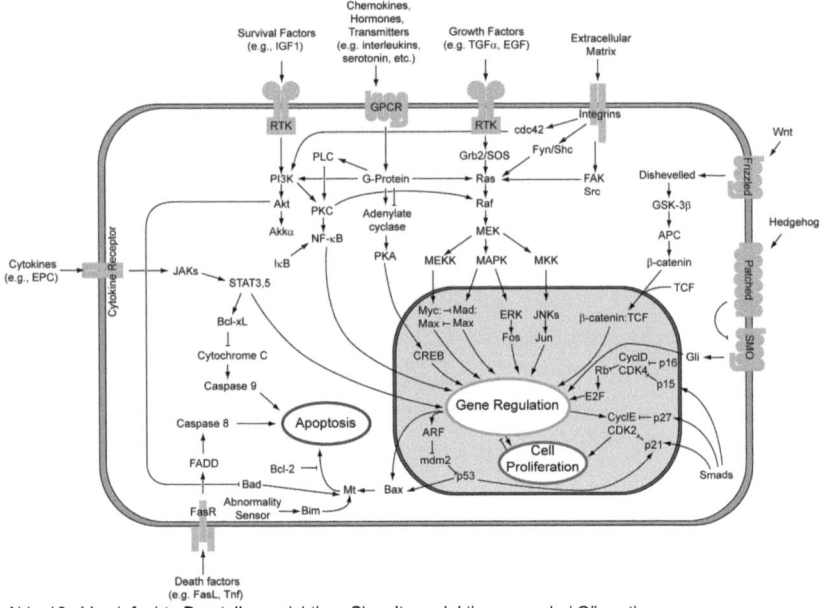

Abb. 18: Vereinfachte Darstellung wichtiger Signaltransduktionswege bei Säugetieren.
Von Roadnottaken aus der englischsprachigen Wikipedia, CC BY-SA 3.0, https://commons.wikimedia.org/w/index.php?curid=2163484

3.2 Therapeutische Möglichkeiten

Derzeit stehen Alzheimererkrankten vier synthetisch hergestellte Wirkstoffe zur Verfügung: Die drei Acetylcholinesterase-Hemmer Donepezil, Rivastigmin und Galantamin sowie der NMDA-Antagonist Memantine. Sie können den Abbau der geistigen Leistungsfähigkeit verzögern, die Symptomatik etwas lindern und die Alltagsfähigkeiten leicht verbessern **(100)**. Nichtmedikamentös gibt es eine Reihe von therapeutischen und individuellen Zuwendungsangeboten. Molekularbiologische und – genetische bzw. epigenetische Therapiestrategien zielen u.a. ab auf den Einsatz von Antiköpern oder die aktive und passive Immunisierung bzw. auf Signalisierungen im Immunsystem **(101)**. Ein Durchbruch zeichnet sich bisher nicht ab **(11)**.

3.2.1 Multimodale Therapieansätze

Schätzungsweise ein Drittel der Alzheimer-Erkrankungen weltweit sind auf präventiv veränderbare Risikofaktoren, wie krankhaftes Über-

58

gewicht, Diabetes mellitus, Bluthochdruck, Bewegungsmangel, Rauchen und Depressionen zurückzuführen (102).

Vor diesem Hintergrund wurden multimodale Ansätze überprüft, inwieweit der Verfall der kognitiven Leistungsfähigkeit Älterer durch gesunde Ernährung, Bewegungs- und Kognitionstraining in Kombination mit konstanter Kontrolle vaskulärer Risikoparameter aufgehalten werden kann (Finnish Geriatric Intervention Study to Prevent Cognitive Impairment and Disability). Tatsächlich konnte mit solchen Interventionsstrategien das Risiko einer altersbezogenen Neurodegeneration verringert werden (103) (104). Ein weiterer Ansatz zum Erhalt der Gehirngesundheit zielt auf eine Kombination aus Lebensstiländerung und spezifischen Anti-Alzheimer-Therapien (105) (106). Aber auch die individuelle Lebenseinstellung vermag einen positiven Einfluss auf diese auszuüben (107). Mit dem Konzept der Mitohormesis wird über angepasste Ernährung und ausreichende Bewegung eine ähnliche Strategie verfolgt. Hierbei wird eine therapeutische Wechselwirkung mit reaktiven Sauerstoffspezies postuliert (108).

Mit dem bioenergetischen Modell zur Erklärung der Alzheimerkrankheit richtet sich der Fokus auf den Energiestoffwechsel. Geeignete Therapeutika würden gezielt in entsprechende Prozesse eingreifen, wie etwa in den Glukosestoffwechsel oder bei der Substratversorgung. Andere Interventionsstrategien zielen ab auf die durch ROS verursachten Schäden oder auf die Entfernung beschädigter Mitochondrien durch Apoptose oder Mitophagie (109). Der überwiegende Teil solcher Therapieansätze befindet sich allerdings noch in einem experimentellen Stadium.

3.2.2 Metabolische Eingriffe

Hier geht es um eine Veränderung der neuronalen Mikroumgebung, um den Stoffwechsel der Zellen zu beeinflussen. Das durch Astrozyten produzierte und vermittelte Laktat ist eine potenzielle Energiequelle für Neuronen (110) und ist über Neuron-Laktat-Shuttles in den Glukose-Metabolismus des Gehirns eingebunden. Eine Stoffwechseltherapie würde auf diesen Prozess abzielen **(111)**. Mittelkettige Triglyceride werden als Teil einer ketogenen Diät verwendet, die bei der Reduzierung epileptischer Episoden wirksam ist. Die gesundheitlichen Vorteile mittelkettiger Fettsäuren für das Gehirn lassen sich als zusätzliche Brennstofflieferung auffassen, die aus einer Stimulation der Leberketogenese herrührt. Durch Förderung von Astrozyten-Neuron-Laktat- und Keton-Body-Shuttle-Systeme können benachbarten Neuronen prinzipiell Brennstoffe in Form von Laktat- oder Ketonkörpern zugeführt werden **(112)**.

3.2.3 Antioxidative Therapie

Antioxidantien sind endogene oder exogene, meist niedermolekulare Substanzen, die entweder die Bildung freier Radikale reduzieren oder diese neutralisieren. Antioxidantien können fett- oder wasserlöslich sein, unterscheiden sich in der Fähigkeit, die Blut-Hirn-Schranke zu überwinden, sind membranlöslich oder entgiften Peroxide. Entsprechende Therapien zeigten bisher nur einen begrenzten Erfolg **(27)**.

3.2.4 Mitochondriale Dynamik

Mitochondrien sind hochdynamische Organellen, die einer kontinuierlichen Fusion, Spaltung und Transport unterzogen werden. Eine Steuerung und Kontrolle von Morphologie, Anzahl und Funktion erfolgt über die mitochondriale Dynamik. Prinzipiell lassen sich aus ihr neue therapeutische Strategien ableiten **(87) (113)**.

(A) Drp1 im Zytosol rekrutiert sich aus mehreren Rezeptorproteinen der äußeren, mitochondrialen Membran und wird in ringähnliche Strukturen oligomerisiert. Damit wird die mitochondriale Membran teilweise eingeengt. Ein weiteres dynaminähnliches Protein, Dynamin 2 (Dyn2), bindet und verengt die Mitochondrienmembran weiter, um eine Lipidfusion und Organellenteilung zu ermöglichen. (B) Der mitochondriale Fusionsprozess erfordert zwei Schritte: Fusion der äußeren, wie auch der inneren Membran. Die Fusion der äußeren Membran wird durch Wechselwirkungen von Coiled-Coil-Do-

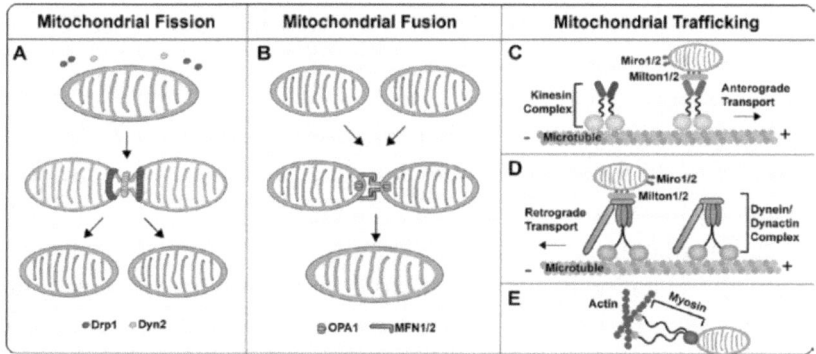

Abb. 19: Schematische Darstellung der mitochondrialen Dynamik in Säugetierzellen.Abnormalities of Mitochondrial Dynamics in Neurodegenerative Diseases.
By Ju Gao 1, Luwen Wang 1, Jingyi Liu 1, Fei Xie 1, Bo Su 2 and Xinglong Wang. Antioxidants 2017, 6(2), 25 (CC BY 4.0).

mänen von Mfn1 und Mfn2 vermittelt, um entweder homooligomere oder hetero-oligomere Komplexe zu Tether-Membranen zu bilden. OPA1 ist an der Bildung von Cristae-Übergängen sowie an der inneren Membranfusion beteiligt. (C, D) Der anterograde motorische Kinesin-1 und der retrograde motorische Dynein / Dynactin-Komplex interagieren direkt mit Milton und Miro auf Mitochondrien, um ihre Bewegung entlang der Mikrotubuli zu steuern. (E) Actin-Motoren sind mit Mitochondrien assoziiert, um die kurzzeitige Bewegung entlang des Filaments zu erleichtern.

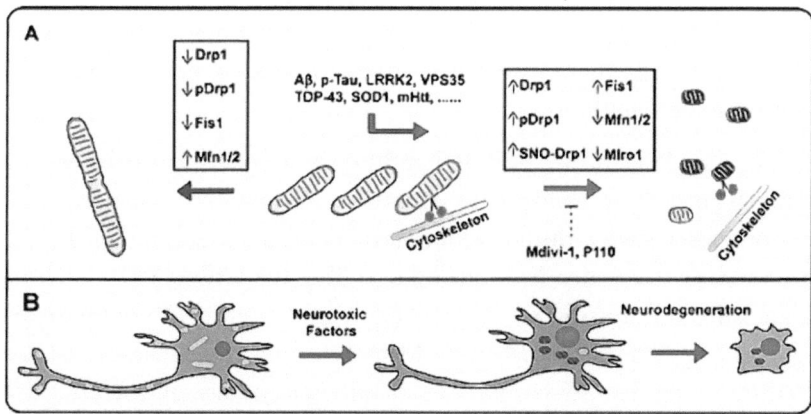

Abb. 20: Beeinträchtigte mitochondriale Dynamik bei neurodegenerativen Erkrankungen.Abnormalities of Mitochondrial Dynamics in Neurodegenerative Diseases.
By Ju Gao 1, Luwen Wang 1, Jingyi Liu 1, Fei Xie 1, Bo Su 2 and Xinglong Wang. Antioxidants 2017, 6(2), 25 (CC BY 4.0).

(A) Mitochondriale Fragmentierung ist ein häufiger Faktor bei der Neurodegeneration, was zu einer beeinträchtigten mitochondrialen Funktion und einem erhöhten Zelltod führt. Krankheitsassoziierte Proteine wie phosphoryliertes Tau, Aβ, LRRK2 G2019S, SOD1 G93A und Htt-Mutante stören die mitochondriale Dynamik, einschließlich Fusion, Spaltung und Transport, was zu mitochondrialer Dysfunktion führt. Die Manipulation der mitochondrialen Dynamik durch genetische oder chemische Ansätze ist wohl eine nützliche Strategie, um die mitochondriale Funktion wiederherzustellen und das neuronale Überleben zu fördern.

(B) Mitochondriale dynamische Abnormitäten beeinträchtigen den Mitochondrientransport und die korrekte Lokalisation, was zu einer Mitochondrienverarmung in Neuriten und Synapsen und schließlich zum neuronalen Tod führt.

3.2.5 Homo – und Heteroplasmie, CrisprCas9 –Technik und Genersatztherapie

In der mütterlichen, somatischen Zelle, bei der meiotischen Eizellbildung wie auch während der Embryonalentwicklung verteilen sich nicht-mutierte Wildtypen und Mutationen in mtDNA-Kopien in unterschiedlichem Mischungsgrad. Prinzipiell besteht die Möglichkeit, auf Mutationen der mtDNA Einfluss zu nehmen. Alle, sich daraus ableitenden, therapeutischen Ansätze befinden sich in einem experimentellen Stadium.

Für die Prävention und Behandlung von Mitochondrienerkrankungen bestehen zwei neue Ansätze: Reduktion mutanter, mitochondrialer Lasten durch Genersatztherapie. Anwendung der Prinzipien einer bakteriellen Immunfunktion über die CrisprCas9 –Technologie, um auf spezifische Sequenzen von mutierter DNA zu zielen und sie zu entfernen **(114)**. Die Mitochondrienersatztherapie ist zur Verhinderung der Übertragung einer höheren mutanten mitochondrialen Last ein vielversprechendes Verfahren. Allerdings ist es ethisch wegen Verwendung eines Spenderembryos zur Transplantation nukleärer DNA umstritten. Nach Rekonstitution von Oozyten werden Spindeln in das Zytoplasma der entkernten Spenderozyten übertragen. Es ist eine neuartige Technologie zur Verhinderung der mtDNA-Übertragung von Oozyten zu Präimplantationsembryonen **(115)**.

4 Neue Sicht auf die Neurodegeneration der sporadischen Form der Alzheimerkrankheit

4.1 Evolutive Umweltinteraktionen

Die Entstehung von bioenergetischen Ungleichgewichten mit Auswirkung auf die zelluläre Funktion hat einen komplexen Hintergrund. Die jeder Zelle anhaftenden archaischen Strukturen waren von Anfang an einem Wettbewerb in einer sich ständig ändernden Umwelt ausgesetzt. Entscheidend in diesem evolutionären Prozess war die Entwicklung von Euzyten aus LUCA und von Mitochondrien im Rahmen einer Endosymbiose. Die sich daraus entwickelnden eukaryotischen Zellen wurden so zu einer verbesserten internen Energieproduktion befähigt und dadurch in die Lage versetzt, effektiv Informationen zu verarbeiten, zu speichern und zu nutzen.

Die für eine normale bioenergetische Funktion einer Zelle erforderliche Umweltinteraktion bezieht sich auf Bildung und Verwertung von Energieprodukten, wie etwa der Glukose. Diese entsteht aus Kohlenstoffdioxid CO_2 und Wasser H_2O. Unter Verwendung solar emittierter Photonen wird bei diesem fotosynthetischen Prozess Sauerstoff O_2 an die Umgebung abgegeben. Die Verwertung von Glukose in der mitochondrialen Atmungskette erfolgt durch eine fraktionierte Knallgasreaktion. Der dafür benötigte Sauerstoff O_2 gelangt durch Inspiration aus der Umwelt in den Intrazellularraum. Als Universalprinzip wird dabei Energie in Form von ATP gebildet und CO_2 durch Expiration an die Umwelt abgegeben.

Notwendigerweise waren relevante Umweltinteraktionen von Homo sapiens sapiens auf Nahrungserwerb ausgerichtet und zielten vor allem auf optimale Verwertung energiereicher Substrate. Den widrigen Umständen unserer menschlichen Vorfahren als Jäger und Sammler steht heute eine Gesellschaft im Nahrungsüberfluss gegenüber. Die „alte" umweltkontrollierte, mitochondriale Genetik, ausgelegt auf eine effiziente Verwertung von Nahrungsmittel, wird von der „modernen", unkontrollierten Kalorienzufuhr überlagert. Auf dieses Übermaß an Energie reagiert das mitochondriale Netzwerk verstärkt mit Fusionsprozessen. Eine reaktiv hochregulierte oxidative Phosphorylierung erhöht zwar quantitativ die ATP-Ausbeute. Zeitgleich wirkt sich aber die Zunahme an reaktiven Sauerstoffspezies nachteilig auf mtDNA durch eine erhöhte Mutationsrate aus. In letzter Konsequenz wird die Funktion eines Mitochondriums durch einen beschleunigten Alterungsprozess beeinträchtigt.

4.2   Inverse Warburg-Effekt

Mit dem neuroenergetischen Modell lässt sich das Zusammenwirken von Astrozyten und Neuronen schlüssig erklären, die beide Glukose als Energiequelle nutzen. Während Glukose anaerob in Astrozyten in signifikantem Umfang zu Laktat metabolisiert und in das extrazelluläre Milieu freigesetzt wird, kann das, aus Glukose oder Laktat entstandene Pyruvat in Neuronen aerob metabolisiert und durch OxPhos in ATP-Energie umgewandelt werden. Neuronen selbst sind nicht in der Lage, ihre Energieproduktion durch Glykolyse weiter zu steigern. Bei eingeschränkter mitochondrialer Funktion wird reaktiv die Glykolyse in Astrozyten hochreguliert, was zu vermehrter Produktion von Laktat führt. Wenn zugleich Neurone ihre OxPhos-Aktivität hochregulieren, kann das aus der astrozytären Glykolyse zugeführte Laktat zur ATP-Energiegewinnung genutzt werden. Dieser kompensatorische Mechanismus, Hochregulierung der astrozytären Glykolyse und mitochondrialer OxPhos-Aktivität, ist ein komplementäres Geschehen, das insbesondere bei Alterung von Mitochondrien in Gang gesetzt wird.

4.3   Folgen von mtDNA-Mutationen: Seneszenz und programmierter Zelltod

Als gesundheitsschädlich erweist sich der Umfang vorhandener Mutationen in der mtDNA. Sich manifestierende, auf eine mitochondriale Dysfunktion zurückführende Krankheiten lassen sich entweder auf eine bestehende Homo- oder auf eine sich verändernde Heteroplasmie zurückführen. Dekompensiert letztere, verändert sich abrupt die Expression zahlreicher Gene der nDNA. Dieses Genexpressionsprofil, also das Muster der Genaktivität auf der Ebene, auf der mtDNA-Mutationen Störungen in der Gehirnfunktion auslösen können, ähnelt dem Profil, wie sie bei neurodegenerativen Störungen wie der Alzheimer-Krankheit gefunden worden sind (16). Mit Eintritt dieser Situation verändert sich abrupt die spezifische Eigenschaft des Mitochondriums als Energieversorger und entscheidet damit auch das Schicksal einer Nervenzelle: Sie tritt ein in eine akut aktivierbare, prämature Seneszenz oder stirbt durch programmierten Zelltod ab. Bei der Entsorgung wird der frei gewordene Raum durch proliferierende Glia ausgefüllt. Das Ausmaß beider Mechanismen bestimmt, in welchem Umfang die gewohnte Funktion des Gehirns beeinträchtigt wird.

4.4 Folgen einer gestörten Proteinqualitätskontrolle

Bei der sporadischen Form der Alzheimererkrankung spielt β-Amyloid krankheitsspezifisch eine eher untergeordnete Rolle. Eine alters- wie auch bioenergetisch bedingte, mitochondriale Dysfunktion wirkt sich nachteilig auch auf die Funktion der Chaperone aus. Normalerweise überprüfen sie die korrekte Faltung von Proteinen, wie etwa auch die von β-Amyloid (Aß) als ein Proteinfragment des Amyloid-Precursor-Proteins (APP). Bei korrekter Faltung wird das Protein per Vesikel aus dem endoplasmatischen Retikulum ausgeschleust. Lässt die durch Chaperone vermittelte Proteinqualitätskontrolle nach, steigt die Anzahl fehlgefalteter Proteine, die durch Sekretasen nicht physiologisch abgebaut werden können. Ihr Abtransport ist daher eingeschränkt. Solche intrazellulär abgelagerten Aggregate (116) (117) (118) behindern schließlich auch den Elektronentransport in der Atmungskette und dadurch die mitochondriale Funktion (119).

4.5 Energetisch-genetische Wechselbeziehung

Die bisherige Ausführung macht deutlich, warum das Ineinander-greifen von energetischen und genetischen Komponenten richtungs-weisender Faktor ist: Genetische und umweltbedingte Stressoren bedingen eine geänderte mitochondriale Dynamik und dadurch eine mitochondriale Dysfunktion **(38)**. Vor einem evolutionär begründba-ren, metabolischen Hintergrund wird verständlich, warum diese Krankheit mit zunehmendem Alter exponentiell ansteigt und eine Therapie, die einzig auf die genetische Komponente mit Entfernung des Amyloid zielt **(2)**, weniger Erfolg versprechend ist. Die sporadi-sche Form der Alzheimerkrankheit ist in erster Linie auf einen nor-malen Alternsprozess zurückführen, der zufällig aus individuellem Lebensstil, Umweltfaktoren und Veranlagung modelliert wird.

4.6 Plastizität des Gehirns

Bedingt durch die Plastizität des Gehirns mit einer großen Reser-vekapazität, aus der prinzipiell durch intensive intellektuelle Beschäf-tigung geschöpft werden kann **(120) (121)**, entsteht eine große Band-breite an klinischen Erscheinungsformen. Entscheidend hierbei ist die Dichte vorhandener Synapsen im Gehirn und nicht das Ausmaß extra- und intrazellulärer Amyloidablagerungen **(122) (123)**. Beispiels-weise ist in einem sehr frühen Stadium der Alzheimerkrankheit die Gedächtnisleistung beeinträchtigt, welche subtil mit einer synapti-schen Dysfunktion in der Hippocampusregion einhergeht, die noch vor einer neuronalen Degeneration nachzuweisen ist. Trotz der Kom-plexität der Ätiologie der Krankheit ist das synaptische Versagen, bedingt durch verminderte synaptische Dichte, synaptische Transmis-sion oder fehlende synaptische Plastizität Kardinalzeichen dieser Krankheit **(122)**.

4.7 Gesundes und pathologisches Altern

Bei gesund alternden Betroffenen besteht funktionell zwischen ge-schädigten und intakten Mitochondrien eine Art Gleichgewicht, worunter die Leistungsfähigkeit des Gehirns zunächst nur gering beeinträchtigt ist (60). Hingegen belegen zahlreiche epidemiologische Untersuchungen (124), dass der Übergang zum pathologischen Altern bei vielen Menschen durch ein akutes Ereignis eintritt, wie etwa durch Schlaganfall, Herzinfarkt, Hirntrauma, Verlust eines Lebenspartners oder andere einschneidende Lebensereignisse (125) (126) (127) (128) (129) (130).

4.8 Ergebnis und Schlussfolgerungen

Ziel aller Bemühungen sollte es bei gesund alternden Alzheimer-Betroffenen sein, das gesundheitliche Gleichgewicht aufrecht zu erhalten, und wenn möglich, ein gestörtes wieder herzustellen. Therapeutisch bietet sich vor allem eine lebenslange Prävention an, die Ernährung, Bewegung, kognitives Training, sowie lebensstiländernde Maßnahmen einschließt. Vor dem Hintergrund aktuell sehr eingeschränkter medikamentöser Therapieoptionen sollten verstärkt Anstrengungen unternommen werden, zu überprüfen, inwieweit therapeutisch in das Stoffwechsel- und Energiegeschehen des Gehirns eingegriffen werden kann.

Zusammengefasst lässt sich das Auftreten der sporadischen Form der Alzheimerkrankheit in erster Linie auf einen normalen Alternsprozess zurückführen, gefolgt aus einer Kombination aus reinem und deterministischem Zufall unter Einschluss von Umweltfaktoren und Veranlagung. Ob sich bei einer entsprechend exponierten Person eine Krankheit ausprägt, entscheidet sich weitgehend schicksalhaft.

Aus der vorgelegten Argumentationskette lässt sich schlüssig ableiten, wie dysfunktional gewordene Mitochondrien tatsächlich an der Kaskadespitze der sporadischen Form der Alzheimerkrankheit stehen könnten. Hingegen vermochte der reduktionistische Ansatz auf rein molekularbiologische und -genetische Prozesse nicht befriedigend zum Verständnis der Entstehung dieser Form der Krankheit beitragen. Auch wenn diese jetzt pathoätiogenetisch fassbarer ist, bleibt die Frage offen, ob mit dieser Erkenntnis ein etwaiges Henne-Ei-Problem gelöst werden konnte. Was also genau verbirgt sich hinter dieser Krankheit, was ist ihr Geheimnis?

Die hohe Effizienz bei der mitochondrial vermittelten Energieverwertung und ATP-Energiegewinnung lässt sich nicht klassisch-biophysikalisch bzw. -chemisch erklären. Genauso wenig die Entstehung von Mutationen auf mtDNA-Ebene, durch die Mitochondrien in letzter Konsequenz dysfunktional werden. Was sich energetisch auf einer subatomaren Ebene abspielt, lässt sich nicht einzig nach den Prinzipien der klassischen Thermodynamik erklären. Und schließlich stellt sich auch die Frage nach dem originären Lebensprinzip.

Neueren Erkenntnissen zufolge könnte hinter dem Geheimnis eine Art elementarer Information stehen. Folgte man der Quanteninformationstheorie, kondensiert zeit- und raumlose, bedeutungsfreie Information via Photonen zu Energie oder Materie und formt die uns bekannte 4-dimensionale Welt. Während vor diesem Hintergrund sich wenigstens Eigenschaften und Prozesse des Unbelebten quantenphysikalisch beschreiben lassen, erfordert das Belebte eine andersgeartete Sichtweise.

5 Eine andere Sicht auf die Entstehung der sporadischen Form der Alzheimerkrankheit: Quantenbiologischer Hintergrund

5.1 Von der biologischen Quantenphysik zur Quantenbiologie

Die aus der Quantenmechanik bekannten Eigenschaften und Wechselwirkungen von Materieteilchen bzw. Wellen lassen sich experimentell auf einer subatomaren Skala üblicherweise bei Temperaturen nahe des absoluten Nullpunktes nachweisen. Wichtigster Prozess auf elementarer Ebene ist Fluktuation. Anschaulich bedeutet Fluktuation das Entstehen von „Etwas" aus „Nichts", ohne irgendeine Regelmäßigkeit, d.h. rein zufällig. Mathematisch-physikalisch lässt sich dieser Prozess am besten als Überlagerung von Wellen und von Wahrscheinlichkeiten **(131)** beschreiben (=Kohärenz). Durch einen weiteren, diesmal informationsverarbeitenden Prozess (=Messprozess), kann die Überlagerung der Wellen aufgehoben werden (=Dekohärenz). In diesem Moment entsteht aus unbestimmtem Abstraktem etwas Konkretes: Es ist die von uns erfassbare, unbelebte Materie, deren Eigenschaften im klassisch-physikalischen Sinn weitestgehend entschlüsselt worden sind.

Hingegen ist das Belebte und dessen Entwicklungsgeschichte Gegenstand wissenschaftlicher Untersuchungen durch die Biologie. In einem evolutiven Kontext haben Parallelen zwischen Ontogenese und Phylogenese **(132)** zunächst zu der Erkenntnis geführt, dass kausal Zusammenhänge zwischen ontogenetischen und evolutionären Prozessen **(133)** bestehen. Die wirklichen Mechanismen zur Erzeugung einer genetischen Variabilität sind allerdings erst mit Erkenntnissen aus der Genetik **(134)** aufgedeckt worden und werden zusammengefasst in der Populationsgenetik aufgeführt.

— Die Mutation ist ein ungerichteter Suchprozess und erzeugt

Varianten und Alternativen.

- Durch die Rekombination langer Nukleotidketten werden zwischen den homologen Chromosomen der Elterngeneration Erbinformationen ausgetauscht, wodurch bereits bewährte Genkombinationen im Sinne eines Optimierungsvorganges neu gemischt werden.

- Vor allem aber und hauptsächlich soll die Selektion die Bewegungsrichtung der Evolution als einen deterministischen Vorgang bestimmen.

Evolution kann auch als ein von Rückkopplungen beeinflusster Prozess aufgefasst werden. Lebewesen passen sich nicht nur an ihre Umwelt an, sondern sie verändern den von ihnen eingenommenen Lebensraum durch ihre bloße Existenz. So lässt sich die Entwicklungsdynamik einer Population mit begrenztem Lebensraum nach Verhulst auch mathematisch beschreiben:

$$x_{n+1} = r \, x \, n - r \, x_n^2$$

Es zeigt sich, dass zufällige Störungen den Lebensraum ganzer Populationen verändern oder Rückkopplungseffekte zwischen Lebewesen und Umwelt auslösen können. Selektion folgt einer nicht-linearen Dynamik und ist somit ein nicht-deterministischer, chaotischer Prozess: Nicht eine vorhersagbare, sondern eine durch zufällig geringfügige Änderungen der Randbedingung erzeugte, gravierend andere Ordnung entsteht. *Nicht-deterministisches Chaos* entsteht demnach durch unvorhersehbare Zustandswechsel objektiver Zufallsfaktoren. Demgegenüber entsteht die Unvorhersehbarkeit eines *deterministischen Chaos* nicht durch einfache Zufälle, sondern allein durch die Eigendynamik solcher Systeme.

Die Unvorhersehbarkeit biologischer Systeme, wie etwa das Zusammenspiel der Zellen eines Individuums oder die Entwicklung von Organen, resultiert zum einen aus der Fülle an beeinflussenden Faktoren, zum anderen aus der strukturbestimmten Nichtmessbarkeit bestimmter Elementarzustände, ganz in Analogie zu der Heisenbergschen Unbestimmtheitsrelation **(135)**.

Im Allgemeinen folgen natürliche Phänomene einer Gaußschen Normalverteilung. Diese ist eine bei biologischen, psychologischen und soziologischen Variablen häufig zu beobachtende Idealform einer Häufigkeitsverteilung.

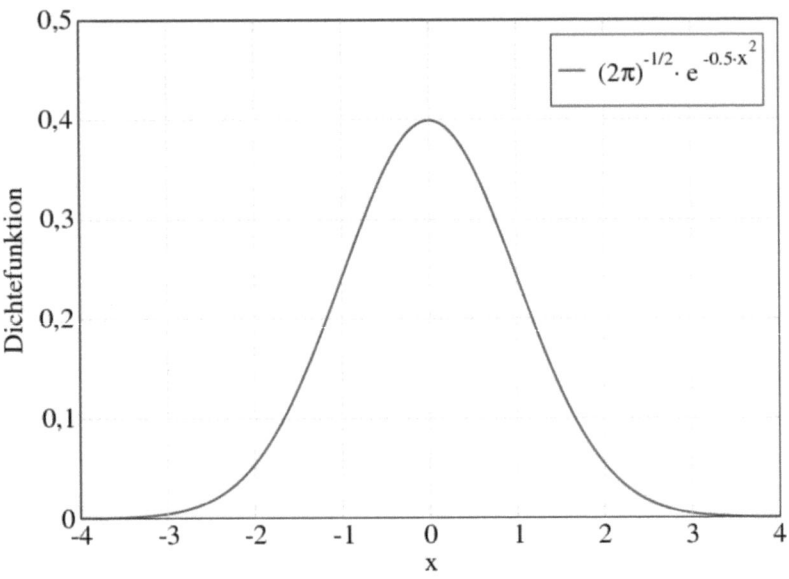

Abb. 21: Dichtefunktion der Standardnormalverteilung (Gaußsche Normalverteilung).

Mittlere Ausprägungen kommen am häufigsten vor, während extreme Merkmalsausprägungen seltener sind. Eine Normalverteilung ist dann zu erwarten, wenn eine Variable von zahlreichen Faktoren beeinflusst wird, die voneinander unabhängig sind und additiv zusammenwirken.

Eine Säule der Quantenphysik, die auch in der Biologie ihre Gültigkeit hat, beruht auf der Erkenntnis, wonach Ort und Impuls eines Teilchens prinzipiell nicht gleichzeitig beliebig genau bestimmt werden können. Eine gleichzeitige Bestimmung von Ort und Impuls eines Teilchens ist nur möglich, wenn für beide Größen eine gewisse Unschärfe in Kauf genommen wird. Zwischen den Größen existiert ein Zusammenhang, der als Heisenbergsche Unbestimmtheitsrelation bekannt ist:

$$\Delta x \, \Delta p \geq \hbar/2 = h/4 \, \pi$$

Ort und Impuls von Quantenobjekten lassen sich demzufolge nicht gleichzeitig beliebig genau bestimmen.

Auch im Gegensatz zum platonischen Weltbild repräsentiert sich die Natur in einer tatsächlich unvollkommenen Geometrie einzig zu dem Zweck, eine möglichst große Formenvielfalt hervorzubringen. Als selbstähnliche Erscheinungen exprimiert sie sich als ein Fraktal (136). Sich wiederholende Grund-Muster im Wechsel zwischen Regularität und Irregularität und gebrochener, nicht ganzzahliger Dimension.

Wie hingegen es sich anders und seltsam mit der Quantenphysik verhält, mag nachfolgend verdeutlicht werden: Der Begriff „Nichtlokalität" (137) bedeutet Raum- und Zeitlosigkeit. Subatomare Strukturen sind in diesem Zustand nur mit einer gewissen Wahrscheinlichkeit aufzuspüren und weisen in jedem Moment verschiedene Eigenschaften auf. Ist das System verschränkt, kann eine bestimmte Informationsart schneller als mit Lichtgeschwindigkeit übermittelt werden. Das bedeutet, dass ungeachtet von lokalen Erscheinungen und Phänomen unserer Welt eine weitere, bislang nicht zugängliche existiert, die unmittelbar und augenblicklich (=instantan) ist, also schneller als mit Lichtgeschwindigkeit kommunizieren kann. Oder sonst unüberwindbare Potenzialbarrieren können auf subatomarer Ebene, etwa von Elektronen oder Protonen, über einen bestimmten Mechanismus eines kohärenten Tunnelns, durchdrungen werden. Als am sonderbarsten erweist sich jedoch der im Doppelspaltexperiment nachweisbare Messprozess. Über ihn wird das Verhalten von Teilchen oder Systemen allein durch den Umstand des Beobachtetseins direkt beeinflusst. Was genau hinter diesen Eigenschaften und Prozessen steht, hat sich der Wissenschaft nicht einmal in Ansätzen erschlossen. Wenn überhaupt, gelingt eine Zuordnung, wenn zugelassen würde, dieses seltsame Verhalten mit einer „Art Bewusstsein" in Verbindung zu bringen. Dieser Begriff unterscheidet sich grundlegend von dem des „Bewusstseins" in dem semantisch üblichen Gebrauch und ist am ehesten als informationsverarbeitender Prozess aufzufassen. Eine detaillierte Darstellung des Sachverhaltes würde den Rahmen dieser Abhandlung bei Weitem übersteigen. Um Missverständnissen vorzubeugen, erfolgt nachfolgend eine Umschreibung mit dem Begriff „Bewusstheit".

Die Quantenbiologie hat sich aus der Bio- und Quantenphysik entwickelt **(138) (139) (140) (141)** und beschäftigt sich mit der experimentellen und theoretischen Erforschung nichttrivialer Quantenphänomene in biologischen Systemen **(142)**. Sie wendet sich entsprechenden Phänomenen zu, wie sie etwa bei der Wechselwirkung von Photonen auf lebende Zellen eines Organismus auftreten können. Untersucht werden die dabei im Bereich der Atome und Moleküle auftretenden energetischen Prozesse und Veränderungen. In der belebten Natur lassen sich die Phänomene der Quantenphysik vor allem bei normalen Temperaturen nachweisen.

5.2 Physikalische Realität und Wirklichkeit

Der neueren Wissenschafts-Theorie und modernen Psychologie nach haben zwei früher als Synonyme betrachtete Begriffe sich als ein Gegensatzpaar herausgestellt: Als Realität wird die Menge aller objektiv wahren Aussagen bezeichnet, unabhängig davon, ob sie einem einzelnen Menschen oder der Menschheit als Ganzem bekannt oder auch nur erkennbar sind. Die Wirklichkeit hingegen ist die Menge der Aussagen, die ein einzelner Mensch oder eine Gruppe von Menschen für zutreffend hält.

In diesem Kontext lässt sich eine reale, physikalische Entität ableiten, welche in einem abgeschlossenen System mit voller Anwendbarkeit des Energieerhaltungssatzes beschrieben werden kann:

- einer 4-dimensionalen (metrischen) Wirklichkeit,

- und zugleich einer raum-und zeitlosen (metrikfreien) Wirklichkeit,

– einem informationsverarbeitenden Prozess (= physikalischer Messprozess).

Über diesen entstehen Wechselwirkungen innerhalb des Systems.

– konstanter Energie in einem abgeschlossenen System.

Daraus ergibt sich zusammengefasst folgende Schlussfolgerung:

– Wenn in der metrischen Wirklichkeit Arbeit verrichtet wird, entsteht Entropie.

– In einem zeitlichen Kontext erreicht das System bei zunehmender Entropie ein Maximum, was physikalisch gesehen ihren Wärmetod bedeutete.

– Zur Vermeidung dieses Zustands muss Entropie aus der metrischen in die metrikfreie Wirklichkeit übergeführt werden.

– Die Überführung in die metrikfreie Wirklichkeit ist durch einen informationsverarbeitenden Prozess möglich.

– In der metrikfreien Wirklichkeit entsteht etwas, was semantisch als ein Informationsspeicher bezeichnet werden kann.

– In dem Informationsspeicher der metrikfreien Wirklichkeit existiert eine Informationsart, welche äquivalent zu Energie oder Materie ist und als „elementare Information" bezeichnet wird. Hätte diese Informationsart eine andere Eigenschaft, wäre der Energieerhaltungssatz verletzt.

– In der metrikfreien Wirklichkeit ist elementare Information konkreter Teil des Systems, aus Sicht der metrischen Wirklichkeit hingegen abstrakt.

– Durch einen informationsverarbeitenden Prozess entsteht aus elementarer Information äquivalente Materie oder Energie.

- Entropie muss außerdem äquivalent zu dem sein, was ein informationsverarbeitender Prozess physikalisch erzeugt. Anderenfalls wäre der Energieerhaltungssatz ebenfalls verletzt.

- Jedwede Verrichtung physikalischer Arbeit in der metrischen Wirklichkeit ist immer verbunden mit einem informationsverarbeitenden Prozess.

Ungeachtet von lokalen Erscheinungen und Phänomen der Wirklichkeit gemäß obiger Definition kann schlüssig eine, aus metrischer Sicht unzugängliche Wirklichkeit mit unmittelbar und augenblicklich geschehender Wechselwirkung hergeleitet werden. In der Gemeinsamkeit ist es eine reale, physikalische Entität.

Mithilfe dieser Anschauung lassen sich Fragen formulieren, woraus weitere Erkenntnisse mittels wissenschaftlich-empirischer Methodologie gewonnen werden können.

Die Tatsache, wie Enzyme inmitten von thermodynamisch hochaktiven Zellen Wirkung entfalten, lässt auf die Entwicklung besonderer Fähigkeiten lebender Strukturen schließen. Wie inzwischen experimentell belegt, sind Enzyme fähig, eine Dekohärenz des wechselwirkenden Systems ausreichend lange zu verhindern. Irgendwie können sie quantenphysikalische Tunneleffekte für ihre spezifischen Funktionen in Anspruch nehmen. Ausgesprochen bemerkenswert ist es, wie sie das tun:

- aktiv

- zielgerichtet

- bedarfsgerecht.

Ganz offensichtlich sind Enzyme zu Wechselwirkungen auf unterschiedlichen Wirklichkeitsebenen in der Lage. Anders als bei einem reinen Zufall mit Kondensation von Photonen durch Fluktuation und Dekohärenz, sind sie zu einem interaktiven Prozess befähigt und können diesen gezielt und bedarfsgerecht steuern.

5.3 Von der statistisch-physikalischen zur elementaren Information: Bit und Qubit

In der 4-dimensionalen Welt erscheinen tierische und pflanzliche Lebewesen als sich selbst organisierende, dissipative und offene Nichtgleichgewichtsysteme **(143)** und treten als lebende Raum-Zeit-Konstruktionen auf. Lebens- und Entwicklungsvorgänge folgen einer nicht-linearen Dynamik und streben nach ungeordneten Zuständen. Erst darunter entwickeln sich Tendenzen zu Heterogenität, Diversifikation, Differenzierung und Labilität. Lebewesen verkörpern Systeme mit sehr hohen, potenziellen Energien und repräsentieren zugleich einen hohen Ordnungsgrad, der gegen alle störenden Tendenzen durch Selbstorganisation aufrechterhalten wird.

5.3.1 Zusammenhang zwischen statistischer Information und Entropie

Spezifische Aspekte von Lebens- und Entwicklungsvorgängen können durch statistische Boltzmann-Entropie (a) und Shannon-Information (b) beschrieben werden.

a.) Definition der Entropie S als Logarithmus der Wahrscheinlichkeit

p (k_B = Boltzmann-Konstante 1,381 10^{-23} J/K)

$$S = k_B \log p$$

Die Entropie kann so als statistisch definierte Größe in vielen Kontexten sinnvoll verwendet werden.

b.) Der Informationsgehalt eines Zeichens x mit einer Auftrittswahrscheinlichkeit Px ist definiert als:

$$I(p_x) = \log_a \left(\frac{1}{p_x} \right) = -\log_a(p_x)$$

a entspricht dabei der Mächtigkeit des Alphabets, d. h. der Anzahl der möglichen Zustände einer Nachrichtenquelle.

Der Informationsgehalt I_{ges} einer Folge von n statistisch unabhängigen Ereignissen mit den Auftretenswahrscheinlichkeiten

$I(p1)$, $I(p2)$, ..., $I(pn)$ berechnet sich dann aus:

$$I_{ges} = I(p_1) + I(p_2) + I(p_3) + \ldots + I(p_n) = \sum_{k=1}^{n} I(p_k)$$

Eines der Schlüsselexperimente zum Erkennen von Zusammenhängen zwischen Energie und Information lässt sich wie folgt darstellen:

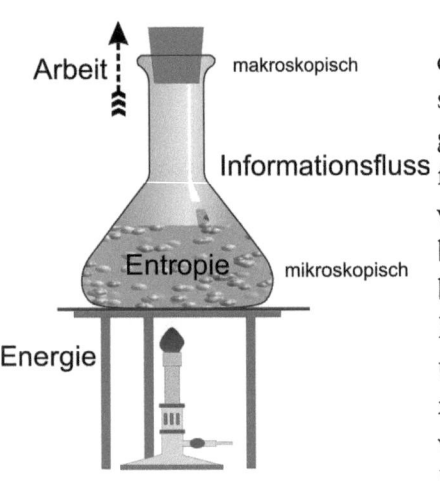

Abb. 22: Zusammenhang zwischen Energie, Entropie und Informationsaustausch. Grafik Sedlacek

Einem gasgefüllten Kolben, der mit einem Stopfen verschlossen ist, wird Energie zugeführt, wodurch sich der Stopfen auswärts bewegt. Zur Überwindung der Reibung und bedingt durch Druck wird Arbeit verrichtet. Was alle Gasmoleküle im Einzelnen machen und wie sie untereinander und mit den Glaswänden wechselwirken (=im Mikroskopischen) lässt sich durch mathematische Methoden nicht erschließen. Welche Arbeit durch die Außenbewegung des Stopfens verrichtet wird (=im Makroskopischen) hingegen sehr wohl. Durch die Energiezufuhr nimmt die Entropie (=Unordnung) des Systems zu. Im unerschließbaren Mikrozustand wird Information erzeugt, mit deren Hilfe eine Aussage zum Makrozustand getroffen werden kann. Zugleich wird die Umgebung über den aktuellen Zustand des Systems informiert.

Entropieänderungen beliebiger Systeme lassen sich unterteilen in

- **Entropieproduktion** aufgrund der im Innern eines Systems ablaufenden irreversiblen Prozesse.

- **Entropiefluss** (=Entropieexport) über die Grenzen in ein System hinein oder aus ihm heraus.

Im thermodynamischen Sinn ist jeder Organismus, insbesondere auch jede einzelne Zelle, ein offenes System (=dissipatives Nichtgleichgewichtsystem), was mit seiner Umgebung interagiert. Es finden ständig irreversible, d.h. entropieerzeugende Prozesse, wie chemische Reaktionen, Wärme-, Massen- oder elektrische Ausgleichströme statt.

Ein ausgewachsener Organismus, wie auch jede einzelne Zelle, befindet sich, abgesehen von gesetzesmäßigen, rhythmischen Schwankungen, über längere Zeiträume hinweg angenähert in einem stationären Zustand. Möglich ist das nur durch einen fortgesetzten Entropieexport.

Die dabei ablaufenden, irreversiblen Prozesse spielen in lebenden Systemen eine konstruktive Rolle: Sie schaffen auf der einen Seite Ordnung, um auf der anderen Seite Unordnung zu hinterlassen **(143)**. Dieser lebenserhaltende Entropieexport beruht im Wesentlichen auf drei Prozessen **(144)**:

- Wämeabgabe,

- Stoffaustausch mit der Umgebung,

- Stoffumwandlung im Innern.

Demnach ist die an die Umgebung abgegebene Wärme ein lebensnotwendiger Prozess. Denn nur so kann die entwertete Energie exportiert und dadurch Entropie gesenkt werden. Ein lebender Organismus entgeht so einem Wärmetod.

Information hat nach Shannon **(145)** etwas mit Wahrscheinlichkeit zu tun, denn sie beseitigt Ungewissheit. Die Informationsmenge, die beim Empfang einer bestimmten Nachricht erhalten wird, also ihr „Neuigkeitswert", ist umso größer, je weniger man diese Nachricht erwartet hat. Die von ihm begründete Informationstheorie schließt statistische Information durch die Unterscheidbarkeit der Form oder des Musters ein. Demnach kann jede Unterscheidung von zwei Möglichkeiten durch eine einzige Ja-Nein-Frage geklärt werden. Als Informationseinheit definierte er das **Bit**.

Für Informationsverluste, etwa bei Datenübertragungen, wurde als Maß „Entropie" eingeführt, wodurch eine Verknüpfung zwischen Thermodynamik und Informationstheorie mit nachfolgendem Zusammenhang hergestellt wird:

Gesamtinformation eines Systems =
Zufallsinformation + geordnete Information.

Wenn die Entropie als die Menge der Zufallsinformation eines Systems betrachtet und die geordnete Information als Information des nutzbaren Anteils der Energie des Systems aufgefasst wird, dann ist die Gesamtinformation des Systems immer größer oder gleich der Entropie. Die Größe der geordneten Information eines Systems ist aber grundsätzlich sehr viel kleiner als die Größe der Zufallsinformation. Bei näherungsweiser Betrachtung kann deshalb die geordnete Information vernachlässigt werden und es gilt:

Gesamtinformation =
Zufallsinformation = Entropie = entwertete Energie.

Daraus ist zu folgern, dass die Gesamtinformation eines Systems äquivalent ist zu dem nicht mehr nutzbaren Teil der Energie. Ungeachtet dessen, ob die Energie bezogen auf das System, aus dem sie stammt, nicht mehr nutzbar bzw. entwertet ist, bleibt es Energie. Und die Information über das System ist dazu äquivalent. Jedes reale System erzeugt bei seiner Arbeit Entropie. Die Entropie, die eine Form der Energie ist, nämlich die innerhalb des Systems nicht mehr nutzbare, erzeugt damit auch Information, die gleichwertig mit dieser Energie ist.

Wenn wie im Boltzmann-Experiment die Entropie eines Makrozustands durch die Anzahl möglicher Mikrozustände charakterisiert ist, dann entspricht die Entropie der Information, die fehlt, um den entsprechenden Mikrozustand vollständig zu beschreiben. Information ist dann die Differenz der Entropie eines bestimmten Makrozustands und der Entropie des Makrozustands mit der größtmöglichen Entropie. Entropie wird damit gleichsam fehlende Information.

5.3.2 Zusammenhang zwischen Quanteninformation und Messprozess

Die in quantenmechanischen Systemen vorkommende (Quanten-)Information wird mit der elementaren Einheit eines Quantenbits (*Qubit*) normiert. Im Gegensatz zu einem klassischen Bit mit einer ja-Nein-Alternative repräsentiert ein Qubit gleichzeitig alle Alternativen. Mittels mathematischer Funktionen lässt sich errechnen, mit welcher Wahrscheinlichkeit ein bestimmtes Ergebnis bei einer Messung erwartet werden kann. Vor der „beobachtenden" Messung ist ein Qubit uneindeutig und seine Zustände sind überlagert (superponiert). Erst durch einen Messprozess wird dessen Superposition aufgehoben. Das System wird in einen eindeutigen Zustand der physikalischen Realität gebracht. Aus einem abstrakten Qubit wird ein konkretes Bit.

Aufgrund experimentell nachvollziehbarer Wechselwirkungen lässt sich eine physikalische Entität ableiten, welches in einem abgeschlossenen System mit voller Anwendbarkeit des Energieerhaltungssatzes beschrieben werden kann: Es besteht aus einer 4-dimensionalen (metrischen) und zugleich einer raum-und zeitlosen (metrikfreien) Wirklichkeit. Durch einen informationsverarbeitenden Prozess (= physikalischer Messprozess) entstehen Wechselwirkungen innerhalb des Systems. Die Energie ist in diesem abgeschlossenen System konstant. Ungeachtet von lokalen Erscheinungen und Phänomen der Wirklichkeit gemäß obiger Definition, kann schlüssig eine, aus metrischer Sicht unzugängliche Wirklichkeit mit unmittelbar und augenblicklich geschehender Wechselwirkung hergeleitet werden. In der Gemeinsamkeit ist es eine reale, physikalische Entität.

In der metrischen Wirklichkeit entsteht durch Entropie eine Äquivalenz zwischen statistisch-physikalischer Information und entwerteter Energie. In der metrikfreien Wirklichkeit hingegen könnte es der

Messprozess sein, der analog eine Äquivalenz zwischen elementarer Information und unzugänglicher Energie zum Ausdruck bringt. Wenn wie im Boltzmann-Experiment die Entropie eines Makrozustands durch die Anzahl möglicher Mikrozustände charakterisiert ist, würde durch den Messprozess genau die Information charakterisiert, die fehlt, um den entsprechenden Mikrozustand der metrikfreien Wirklichkeit zu beschreiben.

Wie ließe sich nun elementare Information normieren? In seinen theoretischen Überlegungen nahm von Weizsäcker **(146) (147)** an, dass alle denkbaren Elementarteilchen aus binären Alternativen aufgebaut werden können, was allerdings nur einer anderen Beschreibung der statistischen Information entspräche. Görnitz **(148) (149)** gelang eine Normierung, indem er Ansätze von Bekenstein und Hawking über die Entropie schwarzer Löcher mit der absoluten Größe elementarer Information von Elementarteilchen koppelte. In einem Gedankenexperiment sollte die gesamte Masse des Universums in einem einzigen schwarzen Loch bis auf ein sich noch außerhalb befindliches, einziges H^+- Proton versammelt werden. In Analogie zum Boltzmann-Experiment sollte die Entropie dieses schwarzen Lochs als statistische Information, welche unzugänglich in seinem Inneren repräsentiert wird, aufgefasst werden. Wenn nun das letzte H^+- Proton in das schwarze Loch fällt, entsteht ein Entropiezuwachs. Dieser würde genau dem Maß an elementarer Information entsprechen, welche nun dem Außenraum verloren gegangen ist. Im Ergebnis lässt sich ein linearer Zusammenhang zwischen elementarer Information und den Massen von schwarzen Loch und H^+- Proton ermitteln. Demnach ist elementare Information zu der Masse des Protons äquivalent.

5.3.3 Wechselwirkungen im Lebenden über Bit und Qubit

Der letzte gemeinsame Vorfahr LUCA hat sich mit der Zeit weiter entwickelt. Über eine eukaryotische Einzelzelle ist zunächst ein kleinzelliger Verband entstanden, aus dem sich schließlich komplexe Formen mit Billionen von Zellen bis hin zu der Struktur eines Men-

schen entwickelt haben. Prinzipiell besteht die Möglichkeit, alle diese
Zellen über den Entropieprozess mit statistischer Information zu versorgen. Üblicherweise nimmt eine Einzelzelle "hochwertige" Energie
auf und "entwertet" sie in einem zeitlichen Ablauf. Die Umkehrung
dieses Prozesses ist dann nicht mehr möglich. Um selbst am Leben
zu bleiben, das heißt sich möglichst fern des thermodynamischen
Gleichgewichts zu halten, exportiert sie entwertete Energie an ihre
Umgebung, meist in Form von Wärme. Der Zellverband in unmittelbarer Umgebung wird so über den Zustand der Einzelzelle informiert. Der Informationsfluss geschieht durch Veränderung der Eigenschaft von Molekülen. Ihre Elektronen als „vergemeinschaftlichte
Elektronenwolke" können Energie aufnehmen und dadurch ihre
Struktur verändern. Durch Absorption, etwa der elektromagnetischen
Strahlung in Form eines realen Photons, wird dessen Existenz beendet. Dabei wird physikalisch neben der dem Photon zugehörigen Information auch Energie auf das absorbierende Molekül übertragen.

Intra- und interzelluläre Kommunikation umfassen unter anderem
auch Anleitungen zur Proteinfaltung oder auch Umsetzung morphogenetischer Baupläne. Um die große Anzahl von Billionen von Zellen zu synchronisieren, muss eine steuernde Informationsstruktur in
der Lage sein, praktisch augenblicklich relevante Information über
den gesamten Zellverband zu vermitteln.

Der Quanteninformationstheorie zufolge, kondensiert zeit- und
raumlose, elementare Information via Photonen zu Energie oder Materie und formt die uns bekannte 4-dimensionale, metrische Welt. In
einem biologischen Quantenfeld befindliche Elektronen können Information in dem Moment empfangen, in dem sie mit zufällig kondensierenden Photonen oszillierend wechselwirken. Solche Photonen
können zudem verschränkt sein und so zu einem weiteren Informationsvehikel werden. Ein zu einem biologischen Quantenfeld gehörendes Orbital eines Lebewesens kann metrisch ein Raum sein, in dem
durch verschränkte Photonen ein Quantenkanal für die Informations-
übertragung per Quantenteleportation **(150)** - *schneller als mit Lichtge-*

schwindigkeit - zu Verfügung steht, zugleich aber auch ein wichtiger klassisch-physikalischer Kanal infolge oszillierender Moleküle und Elektronen. Die auf diesem Weg übertragenen Informationen können auf spezifische Gebrauchsanweisungen verweisen, die metrikfrei in einem Informationsspeicher hinterlegt sind, etwa Anleitungen zur Proteinfaltung oder morphogenetische Baupläne **(151)**.

5.4 Neuartige Messverfahren als biophysikalische Biomarker?

Der physikalische Informationsbegriff lässt Aussagen über Materie- bzw. Energiezustände zu, auch eines biologischen Systems. Abweichungen von einem „gesunden" Zustand könnte als krankheitsrelevante Störung ausgelegt und entropieassoziiert begriffen werden.

Nach Boltzmann lässt sich methodisch das Individualverhalten der an dem Glaskolbenexperiment beteiligten Gas-Moleküle nicht erfassen. Hingegen gelingt es, das makroskopische Verhalten des Stopfens exakt zu beschreiben. Durch eine von ihm neu entdeckte Naturkonstante können verrichtete Arbeit berechnet und allgemeine Rückschlüsse auf das Mikroverhalten der Gasmoleküle im Kolben gezogen werden. Shannon hingegen verwendet den Begriff der Entropie, um den Informationsgehalt von Nachrichten zu charakterisieren. Über Wahrscheinlichkeiten wird ein Zusammenhang des Informationsbegriffs mit der Entropie eines abgeschlossenen Systems hergestellt.

Die von Boltzmann aus dem Experiment mit einem gasgefüllten Glaskolben gewonnene Erkenntnis erlaubt richtungsführende Aussagen zu diagnostischen Prozeduren auch in lebenden Systemen. Wird obiger Fall zugrunde gelegt, kann je nach Perspektive etwas Unterschiedliches beobachtet oder gemessen werden. Ein erfolgversprechender Ansatz einer spezifischen Diagnostik bestünde darin, die Entropie als Informationsvehikel des Systems zu erfassen. Abweichungen von der Norm könnten als eine Störung aufgefasst und mit dem Begriff „Krankheit" in Verbindung gebracht werden. Wird der Ansatz Boltzmanns und Shannons den Erkenntnisprozeduren der

Molekularbiologe gegenübergestellt, ergibt sich für eine Zelle nachfolgender Sachverhalt:

Die Molekularbiologie will das mikroskopische Individualverhalten und die Wechselbeziehungen der Moleküle, Proteine oder Enzyme, welche zusammen zu einem makroskopischen (Krankheits-)Zustand führen, im Detail erfassen. Für die medizinische Forschung ist das sicher ein Erfolg versprechender Ansatz, allerdings weniger geeignet für eine nichtinvasive Diagnostik in vivo. Würde umgekehrt eine biologische Störung als makroskopischer (Realitäts-)Zustand aufgefasst und die Information über deren Auslösung über die statistische Entropie des Systems verknüpft werden, stellt sich ein für eine nichtinvasive Diagnostik in vivo besser geeignete Methode heraus. Diese besteht darin, die Entropie eines offenen Systems mit der Messung von elektromagnetischen Wellen als Informationsvektor zu verknüpfen. In Analogie zu Boltzmanns Überlegungen würde eine Störung als Krankheit auf makroskopischer Ebene repräsentiert, welche Rückschlüsse auf die Entropieänderung eines Mikrosystems erlaubt, hier vertreten durch eine Zelle mit allen ihren Molekülen, Proteinen oder Enzymen **(152)**.

5.4.1 Möglichkeiten einer entropie- bzw. informationsbasierten Diagnostik

Eine biologische Störung als einen makroskopischen (Realitäts-)Zustand aufzufassen und die Information über die Auslösung der Störung über die Entropie des Systems zu ergründen, erscheint als ein diagnostisch vielversprechender Ansatz. Wichtige Neuentwicklungen in diesem Bereich haben eine Visualisierung der Gewebemikrostruktur ermöglicht und dadurch eine quantitative Kartierung von krankheitsspezifischen endogenen und exogenen Substanzen. Mit diesen Fortschritten werden optische Bildgebungstechnologien zu klinischen Werkzeugen für nicht-invasive und objektive Diagnostik, wie auch für eingeleitete Therapien und deren kontinuierliche Überwachung. Jüngste Entwicklungen umfassen sichtbare und infrarote, diffuse Spektroskopie und Bildgebung, spektrale Bild-gebung, optische Kohärenztomografie, konfokale Bildgebung, mole-kulare Bildgebung sowie dynamische Spektralabbildungen (73). Bei-spielhaft wird die Quantifizierung der mitochondrialen Dynamik bei lebenden Zellen dargestellt:

Zur Überwachung der mitochondrialen Dynamik bei lebenden HeLa-Zellen ist beispielsweise ein 3D-Zeitraffer-Bildgebungsverfahren auf der Basis einer photothermischen, optischen Kohärenzmikrosko-pie und der Verwendung einer neuartigen Oberflächenfunktionalisie-rung von Goldnanopartikeln geeignet. Die biokompatible Protein-ba-sierte Biopolymer-Beschichtung enthält mehrere funktionelle Grup-pen, die eine bessere zelluläre Aufnahme und Mitochondrien-Targe-ting-Effizienz vermitteln. Die hohe Stabilität der Gold-Nanopartikel ermöglicht eine kontinuierliche Bildgebung über eine längere Zeit bis zu 3000 Sekunden ohne signifikante Zellschäden. Durch die Kombi-nation der zeitlichen Autokorrelationsanalyse mit einem klassischen Diffusionsmodell lässt sich mitochondriale Dynamik quantifizieren. Die Ergebnisdarstellung erfolgt in 3D-Karten, welche die Heterogeni-tät der Diffusionsparameter über das gesamte Zellvolumen hinweg zeigen (88).

5.4.2 Möglichkeiten einer quantenphysikalisch basierten Dia-gnostik

5.4.2.1 Fluoreszenz-Resonanzenergietransfer

Der Förster-Resonanzenergietransfer bzw. Fluoreszenz-Resonan-zenergietransfer (FRET) ist ein physikalischer Prozess der Energie-übertragung. Dabei wird die Energie eines angeregten Farbstoffs (=Donor) auf einen zweiten Farbstoff (=Akzeptor) übertragen. Die Energie wird strahlungsfrei und nicht über Emission und Absorption von Photonen transferiert (153). Wegen der Strahlungsfreiheit des Energietransfers lässt sich dieser nicht direkt nachweisen. Jedoch kön-nen die Folgen, nämlich die Abnahme der Strahlungsintensität und der Fluoreszenzlebensdauer des Donorfarbstoffs sowie bei den zur

Strahlungsabgabe befähigten Akzeptorfarbstoffen die Akzeptoremission nachgewiesen werden. Für diese Nachweise eignet sich beispielsweise das Fluoreszenzmikroskop oder das Fluorimeter.

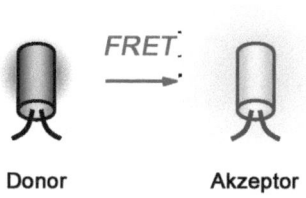

Donor   Akzeptor

Abb. 23: Abstandsabhängige Energieübertragung von einem angeregten Donor auf einen Akzeptor über den Förstermechanismus. CC-BY-SA S. Jähnichen

Mit FRET wird anschaulich ein Verschränkungszustand dargestellt. Demnach wird eine Oszillation im Akzeptor durch den angeregten Donor induziert wobei die quantenmechanische Eigenschaft des Spins von Donor-und Akzeptorfarbstoff erhalten bleibt. Die auf den Akzeptorfarbstoff übertragene Energie kann von diesem auch in Form von Strahlung wieder abgegeben werden. Dem Donorfarbstoff hingegen steht die transferierte Energie nicht mehr für eine direkte Strahlungsabgabe zur Verfügung.

Auf FRET basiert beispielsweise der Lichtsammelkomplex bei Fotosynthese betreibenden Organismen. Molekularbiologisch finden DNA-basierte Verfahren unter Ausnutzung des Förster-Resonanzenergietransfers eine breite Anwendung. Hierbei werden Farbstoff-gekoppelte DNA-Oligonukleotide verwendet, bei denen durch Formierung eines Duplexes ein Energietransfer beobachtet werden kann oder alternativ bei Zerstörung ihrer Tertiärstuktur ein Energietransfer beendet wird. Diese können als analytische Werkzeuge unter anderem bei der Polymerase-Kettenreaktion (PCR), bei der Mutationsanalyse und bei der Konzentrationsbestimmung von DNA und RNA eingesetzt werden.

5.4.2.2 Elektronentransport durch Porphyrine

Porphyrine sind organische Moleküle in der zentralen Region von Makromolekülen, wie Chlorophyll und Hämoglobin, mit einem Metallatom in ihrem Zentrum, das ihre spezifische Funktion bestimmt. Die Bedeutung dieser Moleküle im Bereich der molekularen Elektronik liegt in ihrer Einfachheit der Übertragung von Elektronen von einer Region zur anderen **(154)**.

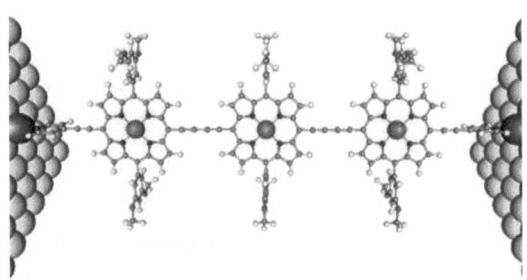

Abb. 24: Goldflächen durch drei Einheiten Porphyrin verbunden.
By Centro de Investigación en Nanomateriales y Nanotecnología. Usage Restrictions None.

Ein Elektronentransport ist gleichzusetzen mit Transport von Energie oder Fließen von elektrischem Strom. Die Einfachheit des Elektronentransports in Porphyrinen gleicht einem quantenmechanischen Tunneleffekt: Elektronen verschwinden an dem einen Ort mit einer berechenbaren Wahrscheinlichkeit und tauchen stattdessen an einem anderen Ort außerhalb des ursprünglichen Moleküls wieder auf. Solche Effekte hängen zum einen mit irgendwie akquirierter Energie zusammen. Denn zur Überwindung des Raumbereichs wird mehr Energie benötigt als zur Verfügung steht. Zum anderen sind Raum- und Zeitdimensionen der klassischen Physik aufgehoben. Tunneln geschieht ohne einen Zwischenzustand instantan, also schneller als mit Lichtgeschwindigkeit. Wenn etwa ein getunneltes Elektron an einem anderen Ort wieder auftaucht, verfügt es unverändert über die Quanteneigenschaften wie vor dem Tunneln. Wenn etwa das Elektron vor dem Tunneln mit anderen Elektronen verschränkt war, dann ist es das nach dem Tunneln auch **(155)**.

Wie in Lichtsammelkomplexen der Pflanzen bestehen auch in Porphyrinen quantenmechanische Verschränkungsphänomene. Als ein universelles Prinzip werden energieschwache Photonen bis zum Start des biochemischen Prozesses eingesammelt. Diese wechselwirken mit dem Elektron, welches am biochemischen Prozess teilnimmt und geben ihm ihre Energie ab. Instantan tunnelt das Elektron vom dem Ort der Wechselwirkung zu dem des biochemischen Prozesses.

5.4.2.3 Prinzipielle Nachweismöglichkeit von Quanteneffekten im Hämoglobin

Aus der vorangegangen Darstellung lassen sich quantenbiologische Wechselwirkungen in lebenden Strukturen anschaulich darstellen: Der durch die Atmung inspirierte Sauerstoff O_2 wird für die Knallgasreaktion zur Erzeugung von Energie in der mitochondrialen Atmungskette benötigt. Porphyrine des Hämoglobins liefern die für eine O_2- bzw. CO_2-Bindung benötigte Energie über einen durch FRET erklärbaren Prozess.

5.4.3 Sind diagnostisch und therapeutisch integrierte Prozeduren prinzipiell möglich?

Damit sich Objekte ohne wesentliche Interaktionen erkennen lassen, wird eine interaktionsfreie Messung (IFM) benötigt, um potenziell auftretende Beschädigungen zu vermeiden. Basierend auf der Quantenkanal-Theorie könnte mit einem Mach-Zehnder-ähnlichen Interferometer ein Quanten-Zeno-Effekt als quantenbasierte Analysetechnik genutzt werden **(156) (157)**. Aus integrierter Perspektive sollte sich an eine solche „diagnostische" zeitgleich eine „therapeutische" Prozedur anschließen.

Als anschauliches Beispiel wird der Teilungsprozess einer Zelle während der Mitose gewählt. Wahrscheinlich wird die normale, spiegelähnliche Mitose durch Quantenkohärenz zwischen Mikrotubuli basierten Zentriolen und Mitosespindeln organisiert. Dadurch ist eine präzise, komplementäre Verdoppelung der Genome von Tochterzellen samt Erkennung der jeweiligen Zellgrenzen gewährleistet. Es wird so ein Quantenzustand des Zyto- bzw. Kernplasmas in Kombination mit quantenoptischen Eigenschaften von Zentriolen bei physiologischer Temperatur erzeugt.

Durch eine niedrig-energetische Laserbeleuchtung im 635 bzw. 830 nm-Bereich kann vermehrt Zellteilung in der mit einem Laser bestrahlten Zellkultur ausgelöst werden. Ganz offensichtlich wird zentrioläre Replikation und konsekutiv Zellteilung angeregt. Wenn nun Zentriolen auf kohärentes Licht empfindlich mit einer erhöhten Replikationsrate reagieren, könnten diese umgekehrt während der Mitose durch eine höhere Intensität, etwa unterhalb einer bestimmten Temperaturschwelle, selektiv gestört werden, was als therapeutische Option, etwa bei einer Krebserkrankung, nutzbar wäre **(158)**.

Die Laserillumination ist jedoch auch in einem eleganteren Modus einsetzbar: Wenn Zentriolen mit kondensierten Photonen in einem verschränkten Modus wechselwirken, entstünden Therapieoptionen, bedingt durch die durch eine Bestrahlung erzeugten, nützlichen Eigenschaften der Zentrosomen bzw. Zentriolen. Normale Zentriolen sollten unter definierten Bedingungen, etwa bei Auswahl eines bestimmten Organismus oder eines bestimmten Gewebes, spezifische quantenoptische Eigenschaften aufweisen, die durch irgendeine Art von Auslesetechnik aufgespürt werden müsste.

Nach diesen Gesichtspunkten wäre es dann möglich, normale, gesunde Zellen eines betroffenen, beispielsweise krebskranken Patienten zu untersuchen, um die normal zellspezifischen, zentriolen Eigenschaften zu identifizieren. Die mit diesen Eigenschaften erzeugten, identischen und kohärenten Photonen könnten prinzipiell auch zerstörerisch gegen maligne Zellen eingesetzt werden. Allerdings nicht unter den eben beschriebenen Bedingungen, weil in diesem Modus relativ niedrige Laserenergie verwendet wird. Tatsächliche Absicht wäre dann aber der Versuch, umzuprogrammieren oder eine Redifferenzierung von Zentriolen anzuregen, mit dem Ziel, Tumorzellen in ein gesundes und differenziertes Gewebe umzuwandeln **(158) (159) (160)**.

5.5 Wie könnte menschliches Leben nach quantenbiologischen Gesichtspunkten funktionieren?

Basierend auf dem Genom von Archaeen und Proteobakterien hat sich ein biophysikalisches Informationssystem ausgebildet, aus dem im Falle des Menschen ein lebendes Geschöpf mit Ober- und Unterbewusstsein und wahrgenommener Subjekthaftigkeit hervorgebracht worden ist. Als ein sich selbstorganisierendes, dissipatives Nichtgleichgewichtsystem in einer biologischen Raum-Zeit-Konstruktion versucht es ständig über ein ausgeklügeltes Energiemanagement, dem thermodynamischen Gleichgewicht zu entgehen und hält dadurch seine Existenz aufrecht, indem es einen Wärme- oder Kältetod vermeidet.

Quantenphysikalisch können isothermale, lebende Organismen als Flüssigkeitskristall-ähnliche Strukturen aufgefasst werden. Quantenassoziierte Prozesse, wie zum Beispiel Kohärenzen in biologischen Systemen, als länger anhaltende, elektromagnetische Korrelation zwischen physisch getrennten, oszillierenden, elektrischen Dipolen, erklären, wie zwischen Molekülen oder zwischen Dipol-Clustern supraleitende Eigenschaften unter isothermalen Bedingungen in verschiedenen zellulären oder anatomischen Strukturen auftreten können. So lassen sich unter anderem Nukleotide in einem DNA-Einzelstrang als eine gekoppelte Kette harmonischer Quantenoszillatoren modellieren, mit Dipol-Dipol-Interaktionen zwischen den nächstgelegenen Molekül-Nachbarn. Über Tunneleffekte werden subatomare Strukturen in die Lage versetzt, eine Potenzialbarriere zu überwinden, ohne dass in diesem Moment die dafür notwendige Energie zur Verfügung stünde.

5.5.1 Reiner und alltäglicher Zufall

Neben einem reinen, objektiven und durch nichts beeinflussbaren Zufall existiert ein weiterer, prinzipiell deterministischer mit nicht-objektiven Eigenschaften. Letzterer als der eher alltägliche Zufall wird durch Umwelteinflüsse, genetische Veranlagung und Individualverhalten modelliert. Demgegenüber kondensieren verschränkte Photonen, die etwa auf einen metrikfrei hinterlegten morphogenetischen Bauplan verweisen, nach quantenmechanischen Gesetzen rein zufällig. Durch informationsverarbeitende Prozesse gelangt elementare Information aus der metrikfreien in die 4-dimensionale Wirklichkeit und erhält dadurch ihre real-physikalische Existenz.

5.5.2 Evolutive Bewusstheit

Unter adaptiver Mutation ist ein Mechanismus zu verstehen, mithilfe dessen Organismen Mutationsraten bei zunehmenden Selektionsdruck entsprechend erhöhen können. Es bestehen Indizien, wonach Mutationen willentlich beeinflussbar sind **(161)**. Quantenphysikalisch lassen sich solche Bewusstheit-Phänomene mit dem inversen Quanten-Zeno-Effekt vergleichen. Bei diesem wird durch eine Anreihung von Messungen in kurzfristigen Abständen ein Quantensystem gezwungen, sich in einer bestimmten Richtung zu entwickeln. Durch Kopplung mit der Umwelt würde eine Zelle gleichzeitig in die Lage versetzt, mögliche und nützliche Mutationsspektren während eines kohärenten Zustands auszuprobieren. Zwar können zelluläre Mechanismen in der Funktion eines Messapparates auf „Möglichkeiten" einwirken aber keine Fakten schaffen, da eine Quantenmessung eine selbstbezügliche Wirkung von Bewusstheit erfordert. Wird jedoch bewusst ein sinnvolles Mutationsmuster für den Fall erkannt, dass sich die phänotypische Expression aufgrund der vorhandenen genetischen Information günstig auf den Organismus auswirkt, kommt es zur Kohärenz und die genetische Mutation wird in einer bestimmten Konfiguration faktisch **(162)**.

Eine Mutation, verursacht durch Verschiebung eines einzelnen Wasserstoffatoms von der ursprünglichen Position in eine angrenzende, kann selbst als ein quantenmechanischer Tunnelprozess aufgefasst werden. Bei gegebenem Anlass werden Prozesse zur Informationsverarbeitung und Selbstorganisation in Gang gesetzt, mit deren Hilfe Selektion elementar-bewusst gesteuert würde. In diesem Kontext entscheidet Natur in gewissem Umfang willentlich selbst, wie sie sich entwickelt. Evolution kann deshalb als eine Art symbiotischer Beziehung zwischen bewusster Selbstorganisation und objektivem Zufall aufgefasst werden.

5.5.3   Integrität der biologischen Raum-Zeit-Konstruktion

Die Integrität als die körperlichen Unversehrtheit eines Organismus und dem störungsfreien Ablauf aller biologischen Prozesse ist durch physikalische Regeln der 4-dimensionalen Welt gewährleistet und wird immanent durch biologische Quantenprozesse modelliert.

Struktur

Allem Anschein nach existieren die massehaltigen Elektronen zeitlich unbegrenzt, ganz im Gegensatz zu lebenden Strukturen. Moleküle oder Verbände entstehen durch chemische Bindungen. Die beteiligten Atome biologischer Moleküle sind durch die bekannten Bindungsarten und Wechselwirkungen miteinander verbunden. Dazu gehören die kovalente Bindung, Ionenbindung, Wasserstoffbindung, hydrophobe Wechselwirkung und Van-der-Waals-Kräfte. Kovalente Bindungen bilden sehr stabile Strukturen, während die in Biomolekülen häufig vorkommende schwache Wasserstoffbindung eine wichtige Funktion bei biologischen Prozessen, wie der Proteinfaltung oder bei sonstigen Strukturbildungen, einnimmt. Während belebte Strukturen entwertete Energie an die Umwelt abgeben und so ihrer Integrität bewahren können, haben unbelebte mit dem thermodynamischen Gleichgewicht einen irreversibel Zustand erreicht, was umgangssprachlich „Tod" bedeutet.

Form und Gestalt

Informationen über morphogenetische Baupläne biologischer Strukturen finden sich weder in der DNA noch in anderen Biomolekülen. Es ist zu vermuten, dass solche Baupläne metrikfrei in biologischen Quantenfeldern des dazu gehörigen lebenden Systems abgespeichert sind. Verschränkte Photonen, die infolge von Fluktuation kondensieren und anschließend mit Elektronen eines Orbitals in lebenden Strukturen wechselwirken, können Information aus entsprechendem Speicher für morphogenetische Baupläne kuppeln: Als realphysikalische Informationsträger sind solche Photonen dann in der Lage, morphogenetische Information an Billionen von Zellen zu vermitteln.

Alterung

Umwelteinflüsse, genetische Faktoren, individueller Lebensstil oder Zelluntergänge, durch akute Störungen verursacht, modulieren den normalen Alterungsprozess. Die Zelle kann sich durch Regulationsprozesse regenerieren, die Leistungsfähigkeit anpassen, seneszent werden oder durch programmierten Zelltod absterben. Mit der Zeit ist die regulative Kompensationsfähigkeit erschöpft und die Leistungsfähigkeit herabgesetzt. Aus quantenphysikalischer Perspektive und ausgehend von biologischen Quantenfeldern, kann angenommen werden, dass Alterung durch eine Deformation der Raum-Zeit-Geometrie vermittelt wird, was eine Änderung der Zellarchitektur zur Folge hat.

5.5.4 Leben zwischen Gesundheit und Krankheit

Jede einzelne Zelle benötigt zum Lebenserhalt hochwertige Energie. Die Verwertung dieser Energie beschleunigt die Unordnung im Zellinnern, die ohne Gegenmaßnahme ein Maximum erreichen und dann zum Wärmetod führen würde.

Ordnung

Ordnung wird durch Entropieexport als Wärmeabgabe an die Umgebung geschaffen. Zeitgleich werden zwei Funktionen ausgeübt: Informationsweitergabe an die Umgebung und Aufrechterhaltung eines physiologischen Milieus, um optimale Lebensbedingungen zu gewährleisten. Wärme hingegen ist notwendig für Aktivitäten von Funktionsproteinen und Gewährung von Schutz durch das Immunsystem. Zu starke Abkühlung führt zum Erliegen lebenserhaltender

Prozesse und schließlich zum Kältetod. Unter normalen, physiologischen Bedingungen laufen lebenserhaltende Prozesse regulär ab. Die Umgebung nimmt Wärme auf und erhält dadurch Information über den „Gesundheitszustand" einer Zelle. Leben ist thermodynamisch gesehen der Versuch einer Existenz zwischen Wärme- und Kältetod.

Krankheit

Rein zufällig, in Verbindung mit informationsverarbeitenden Prozessen kondensieren elektromagnetische Wellen als Photonen und erzeugen so Raum und Zeit. Die so in einem biologischen Quantenfeld real werdenden Photonen können auch zu einer Entropieänderung des entsprechenden, lebenden Systems beitragen. Unordnung kann beschleunigt werden und auf diese Weise eine Störung signalisieren, die sich auf makroskopischer (Realitäts-)Ebene als eine Abweichung vom normalen Gesundheitszustand manifestiert. Schließlich deformieren dekoheränte Zustände in einer Flüssigkeitskristall ähnlichen, biologischen Struktur auch die Raum-Zeit-Geometrie des zugehörigen Quantenfelds, was konsekutiv zu Alterung und Änderung der Architektur einer Zelle führt. Haben subatomare Strukturen durch Tunneleffekte eine Potenzialbarriere überwunden, können zudem dauerhaft Mutationen im Erbgut entstehen. Im Laufe der Zeit wird die normale DNA-Funktionalität zunehmend beeinträchtigt und verursacht so eine mehr oder weniger schwere genomische und proteomische Instabilität, welche sich in letzter Konsequenz als Krankheit manifestiert.

Moduliert ist der Entstehungsablauf solcher Erkrankungen durch Mutationen, die rein zufällig oder zufällig durch Umwelteinflüsse, genetische und epigenetische Faktoren oder individuellen Lebensstil entstanden sind. Über Tunneleffekte oder auf andere Art vermittelte Mutationen lassen modifizierte Zellen mit geänderten morphogenetischen Eigenschaften entstehen. Modifizierte Zellen beeinträchtigen intra- und interzelluläre Kommunikationskanäle. Das Nebeneinander von normalen und modifizierten Zellen ist in einem Mehrzellensystem zunächst möglich. Mit Versagen der Gegenregulierung brechen biologische Regelkreise zusammen, bis schließlich das lebenserhaltende System versagt **(163)**.

6 Der mitochondriale Energieaspekt aus quantenbiologischer Perspektive: Das Quanten-Mitochondrium

Quantenmechanische Oszillationen kommen in nahezu allen biologischen Systemen vor. Mit der Entdeckung mitochondrialer Oszillatoren konnte insbesondere die Wechselwirkung zwischen der Erzeugung freier Sauerstoffradikale (ROS) und der Elektronentransportkette (ETC) beschrieben werden **(164)**. Die chemiosmotische Koppelung bei der Fotosynthese sowie die fraktionierte Knallgasreaktion in der Atmungskette ist ein ETC-vermittelter Prozess, der effizient die Herstellung bzw. Verwertung, etwa von Glukose, gewährleistet. Die hohe Effizienz lässt sich zurückführen auf Quanteneffekte, wovon inzwischen einige in Mitochondrien bekannt geworden sind, wie etwa der Tunneleffekt: In biologischen Systemen bewegen sich Elektronen zwischen den sie tragenden Molekülen nicht nur entlang kovalenter Bindungen innerhalb eines Moleküls, sondern sie können auch Strecken auf einer Nanometer-Skala einfach „überspringen". Unter Tunneln versteht man dabei die Fähigkeit von Elektronen, Protonen oder Photonen eine sonst unüberwindbare Potenzialbarriere auf subatomarer Ebene zu durchdringen **(165) (166)**.

6.1 Elektronentransportkette

In der Mitochondrien-Innenmembran werden Elektronenübertragungen durch das Tunneln von Elektronen während zufälliger Zusammenstöße vermittelt: Ubichinon und Cytochrom c übertragen die Elektronen zwischen den Hauptenzymkomplexen der Atmungskette. Beide Elektronenträger diffundieren rasch entlang der Mitochondrieninnenmembran. Die erwartete Geschwindigkeit von Zufallszusammenstößen zwischen diesen beweglichen Trägern und den langsamer diffundierenden Enzymkomplexen entspricht ungefähr den beobachteten Geschwindigkeiten des Elektronentransfers. Jeder

Komplex empfängt und gibt ein Elektron im Millisekundenbereich ab **(165)**.

Die geordnete Übertragung von Elektronen entlang der Atmungskette lässt sich vollumfänglich auf die Besonderheiten der funktionellen Wechselwirkungen zwischen den Komponenten der Kette zurückführen: Jeder der Elektronenträger kann nur mit seinem Sequenznachbarn und ohne Kurzschluss interagieren. Diese quantenmechanische Eigenschaft erweist sich als entscheidend für einen geordnet ablaufenden Prozess. Die Isolierung zwischen den Trägern verhindert Kurzschlüsse, die stattfinden würden, wenn ein Träger mit niedrigem auf einen Träger mit hohem Redoxpotenzial aufprallt. Ein Schutz ist gewährleistet, wenn ein Elektron tief genug im Inneren eines Proteins eingebettet ist und es daran gehindert wird, zu einem ungeeigneten Partner zu tunneln **(167)**.

6.2 Enzyme

Bereits 1941 wurde bei Elektronen ein von der normalen Thermodynamik abweichendes Verhalten in enzymatischen Reaktionen beobachtet **(168) (169)** und später als ein Quanten-Tunnel-Effekt identifiziert. Solche Effekte sind nicht allein auf Elektronen beschränkt und finden sich auch bei Protonen **(170)**.

Den ersten direkten Beleg für einen Protonen-Tunneleffekt in Enzymreaktionen lieferten Experimente mit der Alkoholdehydrogenase (ADH). Es ist ein Hefeenzym, das die Aufgabe hat, ein Proton von einem Alkoholmolekül auf ein anderes Molekül (NAD+) zu übertragen, wobei NADH entsteht (NADH: Nikotinamid-Adenin-Dinucleotid-Hydrid). Der Nachweis gelang mit der Methode des kinetischen Isotopeneffekts. **(171)**. Beeinflusst werden Tunneleffekte auch durch die Masse der betroffenen subatomaren Strukturen. Kleine Teilchen, wie Elektronen, lassen sich leichter tunneln, schwere dagegen bereiten mehr Probleme, es sei denn, sie müssen nur eine sehr kurze Entfernung zurücklegen. Deswegen kann ein Proton in Enzymreaktionen tunneln, obgleich es eine 2000-mal höhere Masse im Vergleich zu einem Elektron hat. Bei diesem Prozess wird ein Wasserstoffatom von einer Stelle an eine andere bewegt, um etwa die Bindung einer Proteinkette aufzulösen. Diese Effekte laufen weitgehend temperaturabhängig ab. Während einige der Quanteneigenschaften anorganischer Substanzen sich besonders gut bei einer Temperatur nahe des absoluten Nullpunktes nachweisen lassen, funktioniert Leben vor allem im normothermen Bereich und auch unter isothermen Bedingungen.

Das Enzymmolekül hält bei seinem Wirkvorgang Substrate, etwa eine Proteinkette und ein einzelnes Wassermolekül, an ihren Plätzen fest. Mit seinem funktionstragenden Teil, dem aktiven Zentrum des Enzyms, wird beispielsweise die Auflösung von Peptidbindungen durch Katalyse beschleunigt. Das Enzym hält die Peptidbindung im instabilen Übergangszustand fest. Dieser muss sich zwingend eingestellt haben, bevor sich die Bindung auflösen lässt. Die Substrate werden dabei an genau den richtigen Positionen durch schwache chemische Bindungen fixiert, sodass Verbindungen der Proteinkette zielgerichtet aufgelöst werden können. Im Wesentlichen werden die Kräfte durch Elektronen vermittelt, die sich Substrat und Enzym teilen. Dieser sorgfältig einstudierte Prozess im molekularen Steuerungszentrum unterscheidet sich grundlegend von der thermodynamisch vermittelten chaotischen Molekularbewegung in einer Zelle. In der Wechselwirkung hoch strukturierter Biomoleküle in organisierten Geweben und in allen Zellen regen Enzyme aktiv Veränderungsprozesse an, was Auswirkungen auf den gesamten Organismus nach sich zieht **(172)**.

6.3 Mitochondriale Dynamik (Fusion und Fission)

Leichter Stress oder eine reduzierte Aufnahme von Nahrungsstoffen begünstigt den Prozess der mitochondrialen Fusion, worunter die oxidative Phosphorylierung verstärkt wird. Eine Fissions-Fragmentierung hingegen wird durch starken Stress, einen Überschuss an Nährstoffen, Krankheiten oder Entzündungen hervorgerufen, was in der Regel zur Mitophagie führt und die oxidative Phosphorylierung reduziert **(86)**.

Die mitochondriale Dynamik mit Fusions- und Fissionsprozessen moduliert Feldstärken auf zellulärer Ebene. In-vitro-Experimenten mit fusionierten Mitochondrien wurden elektrische Felder ähnlich denen in elektrischen Leitungen (173) nachgewiesen (174). Das ist deswegen relevant, weil alle chemischen und biochemischen Prozesse auf elektromagnetischen Wechselwirkungen beruhen. Elektrostatische Kraftfelder vermitteln im Raum die Möglichkeit, kinetische Energie freizusetzen, wodurch Zellfunktion und –form beeinflusst werden können. Statische elektrische oder magnetische Kraftfelder lassen sich quantenmechanisch beschreiben, was im Einklang des Prinzips einer Energieübertragung mit vibronischer Kopplung zwischen Mitochondrien und Mikrotubuli stünde (175). Daraus ableitbar ist eine Morphologie- und Funktionskontrolle über die mitochondriale Dynamik nach quantenphysikalischen Prinzipien (176).

6.4 DNA Mutation

Eine stabile Weitergabe der Erbinformation ist durch die kanonische Struktur der DNA gewährleistet. Wenn die an Wasserstoffbrücken zwischen komplementären Basenpaaren beteiligten Protonen trotz Transferbarrieren ihre Position innerhalb einer Nukleinserie ändern, kann eine neu entstandene tautomere Form die Bindung an der ursprünglichen Base verhindern, aber eine an einer anderen erlauben. Eine so entstandene Punktmutation beeinträchtigt die störungsfreie Weitergabe der Erbinformation (177) (178).

Quanteneffekte lassen sich in biochemischen Prozessen nachweisen, wie etwa bei der Eiweißsynthese in DNA-Makromolekülen. Als Voraussetzung für ein quantenverschränktes System müssen Systemelemente miteinander eine Wechselwirkung eingehen. Das wird möglich, wenn sich diese mit einer höheren Wahrscheinlichkeit in einer definierten Umgebung aufhalten. In einer durch die Helix-Form der DNA erzeugten Elektronenwolke bestehen für solche Wechselwirkungen ideale Bedingungen.

Die hohe Effizienz bei der Auswahl der Nukleotide während der DNA-Replikation ist auf Quanteneffekte daran beteiligter Protonen zwischen Nukleotiden und DNA-Polymerase zurückzuführen **(179)** . Ähnlich der Supraleitung bei einer Temperatur nah des absoluten Nullpunktes stellt sich in einer DNA-Elektronenwolke eine Kohärenz über größere Entfernungen, auch schon unter isothermen Bedingungen und Temperaturen um 37°C ein. **(180).** Quantenphysikalisch lässt sich dieses Szenario als eine Verschränkung zwischen direkten Nachbarn in der Elektronenwolke des DNA-Stranges auffassen. Modelliert wird eine Kette gekoppelter Quanten als harmonische Oszillatoren mit Dipol-Dipol-Wechselwirkung zwischen direkten Nachbarn, die durch Van-der-Waals-Kräfte gebunden sind **(181) (182)**.

Auch DNA-Reparaturvorgänge unterliegen solchen Effekten. Wenn zum Beispiel infolge einer ultravioletten Bestrahlung durch Dimerisierung benachbarter Pyrimidine Ausbuchtungen entstehen, kann die Flavoprotein-Photolyase die deformierte DNA reparieren. Sie spaltet die kovalent verknüpften Pyrimidine über einen Elektronentransfer auf, wodurch diese in ihre normale monomere Form zurückkehren können. Für diesen Prozess wird Licht einer bestimmten Wellenlänge benötigt. Einer der Kofaktoren der Photolyase ist ein Antennenmolekül, der Licht mit längerer Wellenlänge (blau) absorbiert. **(183)**.

Quantenverschränkung in Antennenmolekülen dient dazu, Photonen geringerer Energie zu sammeln, zu addieren und an ein Elektron weiterzureichen, das einen diskreten höheren Energiebetrag benötigt um auf ein höheres Energieniveau zu steigen. Wenn einzelne Photonen mit zu geringer Energie auf ein Elektron treffen, entsteht keine Wechselwirkung. Ein höheres Energieniveau könnte dann nicht erreicht werden. Deshalb muss die Energie des Photons, das eine Wechselwirkung mit einem Elektron eingehen soll, ausreichend groß sein. Allerdings besitzen nicht alle Photonen des sichtbaren Lichts ausreichend Energie, um die Elektronen der Eiweißmoleküle, um die es hier geht, soweit anzuregen, dass es zu einer Wechselwirkung kommt.

Wenn die Elektronen mehrerer Eiweißmoleküle aber miteinander verschränkt sind, verhalten sie sich wie ein einziges System. Die Energie
von mehreren einlaufenden niedrig-energetischen Photonen wird
dann so behandelt, als würde sie von einem einzigen Photon mit höherer Energie stammen. Ein Elektron innerhalb des verschränkten
Systems nimmt dann soviel Energie auf, wie es benötigt, um auf ein
höheres Energieniveau zu steigen. Da nur diskrete Energiebeträge aufgenommen werden, kann Energie übrig bleiben. Diese Überschussenergie dient entweder dazu, die kinetische Energie des Elektrons zu
erhöhen, oder es wird ein Photon abgegeben, dessen Energiebetrag
genau der Überschussenergie entspricht (**184**).

6.5   Reaktive Sauerstoffspezies (ROS)

Als Beispiel einer quantenbiologisch vermittelten, zellulären Regulation werden reaktive Sauerstoffspezies (ROS) in lebenden Zellen
herangezogen. Sie können durch kohärente Elektronenspindynamik
beeinflusst werden. Die ROS-Partitionierung scheint bei der Aktivie-
rung von molekularem Sauerstoff O_2 durch reduzierte Flavoenzyme
durch Bildung spinkorrelierter, radikaler Paare vermittelt zu werden.
Oszillierende Magnetfelder bei der Zeeman-Resonanz verändern die
relativen Ausbeuten von ROS-Produkten an zellulärem Superoxid O_2^-
und Wasserstoffperoxid H_2O_2, was auf eine kohärente Singulett-Tri-
plet-Mischung am Punkt der ROS-Bildung hinweist. Darüber hinaus
erhöht die Orientierungsabhängigkeit der magnetischen Stimulation,
die zu spezifischen Veränderungen im ROS-Spiegel führt, entweder
mitochondriale Atmung oder Glykolyse. Solche Ergebnisse zeigen
Quanteneffekte in lebenden Zellkulturen, die atomare und zelluläre
Ebenen überbrücken, indem sie die ROS-Partitionierung mit der zellulären Bioenergetik verbinden (**185**).

6.6   Proteinfaltung

Protein-Elektronen-Transfer-Mechanismen lassen sich auf molekularer und zellulärer Ebene nachweisen. Sie variieren von kohärenten
Tunneln über weitreichende Distanzen bis hin zu thermisch aktivier-

ten Sprüngen. Für ein Verständnis solcher Prozesse müssen die Mechanismen auf molekularer Ebene grundsätzlich bekannt sein. Demnach übernimmt der Elektronen-Transfer (ET) in Proteinen eine zentrale Rolle vieler biologischer Funktionen, insbesondere bei bioenergetischen Abläufen. Alle ET-Typen weisen eine quantenmechanische Natur auf. Demnach unterliegt nicht nur die Proteinfaltung, sondern auch die Funktion des Proteins – insbesondere der durch Elektronen vermittelte Energie-Transfer – quantenassoziierten Mechanismen **(186)**.

Einem zentralen Dogma der Molekularbiologie zufolge bestimmt die Proteinstruktur mit Aminosäuresequenz der Faltung und den Kofaktoren die Funktion des Proteins. Wird das Kalottenmodell für die Aufenthaltswahrscheinlichkeit von Elektronen, diesmal zur Beschreibung der Elektronenorbitale entlang des Aminosäurestrangs gefalteter Proteine, kann der genaue Ort eines Elektrons in einem Atom zu einem bestimmten Zeitpunkt nicht exakt festgestellt werden.

Man kann aber den Raum eines Atoms beschreiben, in welchem sich das Elektron mit einer bestimmten Wahrscheinlichkeit aufhält. Als Orbital wird im Allgemeinen der Raum bezeichnet, in dem sich das Elektron zu mindestens 90% der Zeit befindet. Bei Molekülen kommt es zu Überlagerungen der Orbitale bei denen sich die Wellenfunktionen der Elektronen entweder addieren oder subtrahieren je nachdem es sich um bindende oder antibindende Molekülorbitale handelt.

In einem Protein mit seiner großen Anzahl an Atomen entsteht so ein Orbitalraum, der, bezogen auf eine Nano-Skala, sehr große Ausmaße annimmt: Wenn anschaulich einem Proton die Größe eines Fußballes zugeordnet würde, kann das dazugehörige Elektron eine Position in einer Entfernung bis zu 10 Kilometer einnehmen. Innerhalb dieses Orbitalraumes halten sich auch solche Elektronen auf, die mit rein zufällig kondensierenden Photonen interagieren können. Es ist denkbar, dass die Proteinfaltung und der durch die Faltung veränderte Orbitalraum nicht zufälliges Ergebnis der Evolution von Protei-

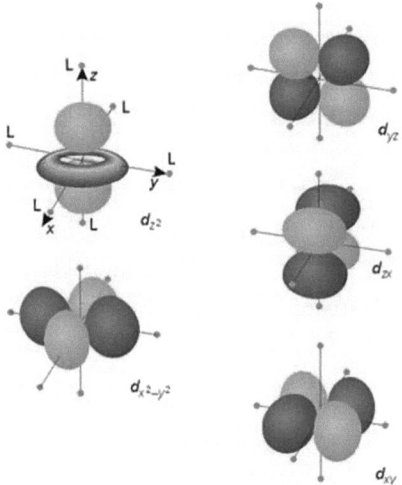

Abb. 25: Vereinfachte Formen der verschiedenen d-Orbitale. Für die jeweiligen Orbitale ist eine Isofläche der Wahrscheinlichkeitsdichte dargestellt.
By J3D3 - Own work, GFDL, https://commons.wikimedia.org/w/index.php?curid=3525412

nen ist, sondern in einer bestimmten Beziehung zur Funktion des Proteins steht. Dann hätte sich das Elektronenorbitalvolumen eines Proteins nach funktionsbedingten Gesichtspunkten entwickelt. Im Mittel wird ausreichend Aktivierungsenergie eingesammelt und für seine spezifische Funktion vorgehalten. Als Beispiel für hocheffizientes „Einsammeln" von Photonen mögen Antennenmoleküle in Zusammenhang mit der Photosynthese erwähnt werden. Ganz offensichtlich existiert zusammengefasst betrachtet ein universelles Prinzip, wonach die Funktionalität eines Proteins durch seine Faltung hervorgerufen wird. Quantenassoziiert ist es ein informationsgetriebener, evolutionärer Prozess.

6.7 Steuern bewusste Prozesse die Proteinqualitätskontrolle?

Die Gründe für fehlerhafte Proteinfaltung sind vielschichtig. Hauptsächlich sind es Genmutationen, die zu Veränderungen in der Aminosäuresequenz führen. Darüber hinaus können fehlerhafte Veränderungen der DNA im Laufe ihres Lebens durch toxische Einwir-

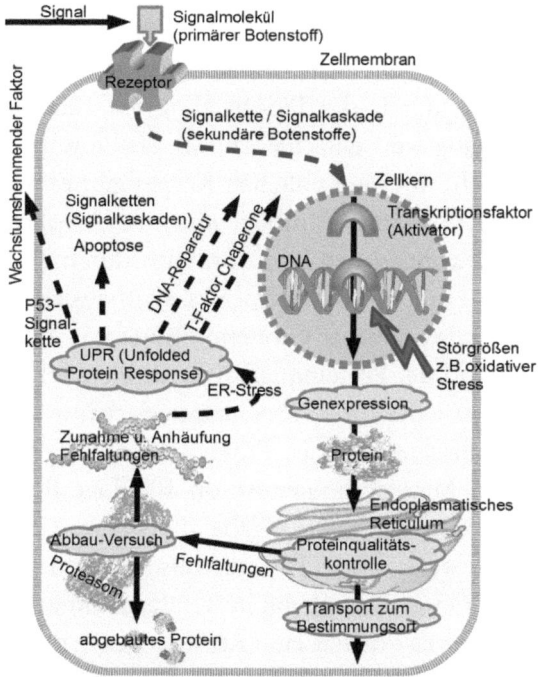

Abb. 26: Schematische Zusammenfassung der wichtigsten Regulationsprozesse in Zusammenhang mit der Genexpression einer eukariotischen Zelle. Grafik Sedlacek

kungen oder durch Strahlung auftreten. Die durch Biosynthese von Proteinen gebildeten Aminosäuresequenzen haben unmittelbaren Einfluss auf die Sekundär- und Tertiärstruktur beziehungsweise auf den Proteinfaltungsprozess. Fehler bei Transkription oder Translation oder durch den Einbau von Toxinen während der Proteinsynthese können ebenfalls zu Fehlfaltungen führen. Es stellt sich daher die Frage, mit welchen biophysikalischen Modellen das Geschehen in Zusammenhang mit der Proteinqualitätskontrolle sinnvollerweise beschrieben werden kann.

Die Einwirkung von Toxinen auf DNA oder Proteinen lässt sich möglicherweise klassisch-physikalisch beschreiben, hingegen nicht die von Strahlung oder Mutation. Bei Letzteren handelt es sich um ein Geschehen auf subatomarer Ebene. Wenn also Genmutationen durch

Strahlung oder Protonen-Tunnel ausgelöst werden, ist eine quanten-biologische Diskussion sinnvoll.

Ob ein Protein richtig gefaltet worden ist, entscheidet sich in der Qualitätskontrolle durch das Proofreading auf subatomarer Ebene. Bei diesem Vorgang wird entschieden, ob das Protein vollständig gefaltet ist oder nicht. Im menschlichen Körper gibt es mehr als 20.000 verschiedene Primärproteine. Infolge von mRNA-Splicing und nachträgliche Modifikationen des Primärproteins durch Enzyme können bis zu mehrere Hundert Proteinspezies synthetisiert werden, beim Menschen insgesamt in einer Größenordnung von bis zu 1.000.000. Wie kann während der Proteinqualitätskontrolle zeitkritisch sichergestellt werden, dass jedes dieser Proteinspezies richtig gefaltet ist? Um eine einzige Millisekunde eines Proteinfaltungsvorgangs zu berechnen, braucht der Supercomputer Anton 100 Tage Rechenzeit (**187**). Wenn hingegen ein für diese Aufgabe abgestelltes Chaperon bereits in Millisekunden weiß, ob ein Protein vollständig oder richtig gefaltet ist, muss es eine riesige Datenbank im Hintergrund geben, auf die zugegriffen wird oder es existiert eine Art biologischer Quantenrechner, der die Aufgaben schneller erledigt. Unabhängig von Erklärungsansätzen nach klassisch-physikalischen Gesichtspunkten erscheint ein informationsverarbeitender Prozess auf Quantenebene am plausibelsten. In diesem Fall kann Chaperonen Bewusstheit unterstellt werden.

6.8 Bedeutung des reinen Zufalls

Einige Gewebearten führen beim Menschen millionenfach häufiger zu Krebs als andere. Offensichtlich ist das lebenslange Krebsrisiko vieler verschiedener Arten mit der Gesamtzahl der Teilungen von normalen, sich selbst erneuernden Zellen zur Aufrechterhaltung der Homöostase von Gewebe stark korreliert. Es bestehen Hinweise, dass nur ein Drittel der Variation des Krebsrisikos von Geweben Umweltfaktoren oder ererbter Veranlagung zuzuschreiben ist. Der größte Teil ist dem Zufall von Mutationen bei der DNA-Replikation normaler, nicht-krebsartiger Stammzellen geschuldet (**188**).

Prinzipiell lassen sich Zufälle unterschieden. Der uns bekannte gerichtete, nicht-objektive und prinzipiell deterministische Zufall wird durch alltägliche Umwelteinflüsse und Veranlagung modelliert. Hingegen ist nach quantentheoretischen Gesichtspunkten reiner Zufall objektiv und nicht deterministisch und wird auch als Quantenzufall bezeichnet. Zurückzuführen lässt sich Letzterer auf das Prinzip der Fluktuation mit nachfolgender Kondensation von Photonen, dem Entstehen von „Etwas" aus „Nichts", ohne irgendeine Regelmäßigkeit, also rein zufällig.

In dem geschilderten Szenario entwickelt sich Krebs aus einer Kombination aus reinem und gerichtetem Zufall unter Einschluss von Umweltfaktoren und Veranlagung. Ob sich bei einer entsprechend exponierten Person Krebs entwickelt oder nicht, ist weitgehend eine Frage des Glücks **(189)**.

7 Zusammenfassung und Ausblick

Der dargestellte (patho-)physiologische Mechanismus, welcher den Entwicklungsprozess einer sporadischen Form der Alzheimerkrankheit besonders herausstellt, kann prinzipiell auch auf andere Zellen mit hohem Energieverbrauch übertragen werden, wie etwa bei denen von Herz- oder Skelettmuskeln. Daraus ergeben sich möglicherweise neue Therapieoptionen in der Behandlung der Herzinsuffizienz oder der Sarkopenie. Denkbar ist es, Erkenntnisse aus der Untersuchung homoplasmatisch zugeordneter, mitochondrialer Krankheiten auch auf heteroplasmatische zu übertragen.

Zusammengefasst lässt sich das Auftreten der sporadischen Form der Alzheimerkrankheit in erster Linie auf einen normalen Alternsprozess zurückführen, gefolgt aus einer Kombination aus reinem und deterministischem Zufall unter Einschluss von Umweltfaktoren und Veranlagung. Ob sich bei einer entsprechend exponierten Person eine Krankheit ausprägt, entscheidet sich weitgehend schicksalhaft.

Bemerkenswert hat die Reduktion auf einen molekularbiologischen oder -genetischen Hergang wenig befriedigend zum Verständnis der Entwicklung dieser Krankheit beigetragen. Erst aus emergenter Perspektive unter Einschluss energetischer und genetischer Aspekte ist die Sicht auf ihre Pathoätiogenese klarer geworden. Zugleich wird auf einen überaus komplexen Hintergrund hingewiesen. Und hierbei sticht der energetische Faktor deutlich hervor. Die hohe Effizienz der biologischen Energieverwertung und ATP-Energiegewinnung erlaubt Rückschlüsse auf physikalische Prozesse, welche nicht mehr allein auf Grundlage der klassischen Physik zu erklären sind. Deutlich wahrnehmbar lassen sich unterschiedliche Eigenschaften und Prozesse des Lebens auf quantenbiologische Prinzipien zurückführen - gleichwohl auf eine nicht triviale Art:

So hat sich unser gemeinsamer Vorfahr, der Last Universal Common Ancestor LUCA, mit der Zeit weiterentwickelt. Über eine eukaryotische Einzelzelle ist zunächst ein kleinzelliger Verband entstanden, aus dem sich schließlich komplexe Formen mit Billionen von Zellen bis hin zu der Struktur eines Menschen entwickelt haben. Der gesamte onto- bzw. phylogenetische Entwicklungsprozess ist in Form einer statistischen Information in der DNA hinterlegt. Prinzipiell besteht die Möglichkeit, alle diese Zellen allein über den Entropieprozess mit statistischer Information zu versorgen. Diese Form der Kommunikation erweist sich allerdings als völlig unzureichend, etwa für Anleitungen zur Proteinfaltung oder die Umsetzung morphogenetischer Baupläne. Um die große Anzahl von Billionen von Zellen zu synchronisieren, muss eine steuernde Informationsstruktur in der Lage sein, praktisch augenblicklich relevante Information über den gesamten Zellverband zu vermitteln.

Es ist inzwischen klar geworden, dass ein derart komplexer Informationsfluss quantenbiologisch realisiert wird. Die in einem biologischen Quantenfeld befindlichen Elektronen eines dazu gehörenden Orbitals können Information empfangen, indem sie mit zufällig kondensierenden Photonen oszillierend wechselwirken. In der metrischen Wirklichkeit avancieren diese zu physikalischen Informationsträgern und werden dadurch in der Lage versetzt, Entwicklungsschritte von Billionen von Zellen zu synchronisieren. Die aus der metrikfreien Wirklichkeit herstammenden, kondensierten Photonen können zudem Teil eines verschränkten Systems sein und so zu einem weiteren Informationsvehikel werden: Ein zu einem biologischen Quantenfeld gehörendes Orbital kann demnach der Raum sein, in dem durch verschränkte Photonen ein Quantenkanal für Übertragung von Daten schneller als mit Lichtgeschwindigkeit per Quantenteleportation zur Verfügung steht, wie auch ein wichtiger klassisch-physikalischer Kanal infolge oszillierender Moleküle und Elektronen. Die auf diesem Weg übertragenen Informationen können auf spezifische Gebrauchsanweisungen verweisen, die metrikfrei in einem Informationsspeicher hinterlegt sind, wie etwa Anleitungen zur Proteinfaltung oder morphogenetische Baupläne.

Neueren Erkenntnissen zufolge prägte sich tierisches und pflanzliches Leben originär durch quantenmechanische Effekte wie Tunneln oder Kohärenz aus (190), während Konkurrenz und Stress konstanter Treiber für die natürliche Selektion war. In diesem Kontext ist adaptive Mutation ein selektionstreibender Mechanismus für Organismen, um Mutationsraten bei zunehmendem Entwicklungsdruck entsprechend zu erhöhen (191). Die dabei in Gang gesetzten Prozesse zur Informationsverarbeitung und Selbstorganisation werden elementar-bewusst gesteuert. Auf diesem Weg entscheidet die Natur in gewissem Umfang willentlich selbst, wie sie sich entwickelt. Bei dieser Betrachtung steht Evolution in einer symbiotischen Beziehung zwischen bewusster Selbstorganisation und objektivem sowie alltäglichem Zufall.

Am Ende dieser spannenden Reise stellt sich schließlich auch die Frage nach einem originären Lebensprinzip: Was eigentlich macht Lebendes lebend?

Lebens- und Entwicklungsvorgänge folgen einer nicht-linearen Dynamik und streben nach ungeordneten Zuständen. Erst darunter entwickeln sich Tendenzen zu Heterogenität, Diversifikation, Differenzierung und Labilität. Lebewesen verkörpern Systeme mit sehr hohen, potenziellen Energien und repräsentieren zugleich einen hohen Ordnungsgrad, der gegen alle störenden Tendenzen durch Selbstorganisation aufrechterhalten wird. So unterscheidet sich Lebendes vom Unbelebten vor allem durch ein ausgeklügeltes Energiemanagement. Es entgeht dem thermodynamischen Gleichgewicht und hält seine Existenz aufrecht, indem es einen Wärme- oder Kältetod vermeidet.

Hinzu kommt ein weiterer, wohl alles entscheidender Faktor. Nach gegenwärtiger Erkenntnis ist Leben in einem evolutionären Prozess befähigt worden, auf subatomarer Ebene über einen informationsverarbeitenden Prozess, der eine Art Bewusstsein voraussetzt, unmittelbar und augenblicklich in der nichtlokalen-metrikfreien und 4-dimensionalen-metrischen Wirklichkeit zu interagieren.

8 Literaturverzeichnis

Eine andere Sicht auf die Entstehung der sporadischen Form der Alzheimerkrankheit

Neuronale, mitochondriale Energetik / Einführung

1) Alzheimer's disease: the amyloid cascade hypothesis. Hardy JA, Higgins GA. Science.1992; 256(5054):184-5.

2) The Alzheimer's Disease Mitochondrial Cascade Hypothesis. Swerdlow RH, Burns JM, Khan SH. J Alzheimers Dis. 2010; 20(Suppl 2): 265–279. doi: 10.3233/JAD-2010-100339

Was ist aktuell zur Alzheimerkrankheit bekannt?

Amyloidkaskade

3) Markers of apoptosis and models of programmed cell death in Alzheimer's disease. Hugon J, Terro F, Esclaire F. J Neural Transm-Supp.2000; 59(59): 125-31. doi: 10.1007/978-3-7091-6781-6_15

4) The Inflammatory Form of Cerebral Amyloid Angiopathy or "Cerebral Amyloid Angiopathy-Related Inflammation" (CAARI). Kirshner HS, Bradshaw M. Curr Neurol Neurosci Rep. 2015; 15(8): 54. doi: 10.1007/s11910-015-0572-y

5) Intracellular amyloid-beta in Alzheimer's disease. LaFerla FM, Green KN, Oddo S. Nat Rev Neurosci. 2007; 8(7): 499-509. doi: 10.1038/nrn2168

6) Simulated cytoskeletal collapse via tau degradation. Sendek A, Fuller HR, Hayre NR et al. PLoS One. 2014; 9(8): e104965. doi: 10.1371/journal.pone.0104965

7) Noncognitive symptoms of early Alzheimer disease. A longitudinal analysis. Masters MC, Morris JC, Roe CM. Neurology. 2015; 84(6): 617–622. doi: 10.1212/WNL.0000000000001238

8) Non-cognitive symptoms in early- and late-onset dementia. Sadanand S, Shivakumar P,Bharath S et al. Alzheimer's & Dementia.2015; 7(11) Supplement: 243-244. doi: https://doi.org/10.1016/j.jalz.2015.07.297

Diagnostische Möglichkeiten

9) TREM2 variants: new keys to decipher Alzheimer disease pathogenesis. Colonna M, Wang Y. Nat Rev Neurosci. 2016; 17: 201–207. doi: 10.1038/nrn.2016.7

Therapeutische Möglichkeiten

10) Conserved epigenomic signals in mice and humans reveal immune basis of Alzheimer's disease. Gjoneska E, Pfenning AR, Mathys H. Nature. 2015; 518(7539): 365-9. doi: 10.1038/nature14252

11) Alzheimer's disease drug development pipeline: 2017. Cummings J, Lee G, Mortsdorf T et al. Alzheimer's & Dementia. Translational Research & Clinical Interventions 2017; 3 (3): 367-384. doi: https://doi.org/10.1016/j.trci.2017.05.002

Mitochondriale Aspekte

12) Mitochondrial abnormalities in Alzheimer brain: mechanistic implications. Bubber P, Haroutunian V, Fisch G et al. Ann Neurol. 2005; 57(5): 695-703. doi: 10.1002/ana.20474

13) Impaired Platelet Mitochondrial Activity in Alzheimer's Disease and Mild Cognitive Impairment. Valla J, Schneider L, Niedzielko T. Mitochondrion. 2006; 6(6): 323–330. doi: https://doi.org/10.1016/j.mito.2006.10.004

14) Mutations in mitochondrial-encoded cytochrome c oxidase subunits I, II, and III genes detected in Alzheimer's disease using single-strand conformation polymorphism. Hamblet NS, Ragland B, Ali M et al. Electrophoresis. 2006; 27(2): 398-408. doi: 10.1002/elps.200500420

15) Amyloid-β peptide induces mitochondrial dysfunction by inhibition of preprotein maturation. Mossmann D, Vögtle FN, Taskin AA et al. Cell Metab. 2014; 20(4): 662-9. doi: 10.1016/j.cmet.2014.07.024

16) Progressive increase in mtDNA 3243A>G heteroplasmy causes abrupt transcriptional reprogramming. Picard M, Zhang J, Hancock S, et al. Proc Natl Acad Sci. 2014; 111(38): E4033-42. doi: 10.1073/pnas.1414028111

Seitblick: Qualitätskontrolle bei der Proteinfaltung

17) Identifying and validating biomarkers for Alzheimer's disease. Humpel C. Trends Biotechnol. 2011; 29(1): 26–32. doi: 10.1016/j.tibtech.2010.09.007

18) Potential for primary prevention of Alzheimer's disease: an analysis of population-based data. Norton S, Matthews FE, Barnes DE et al. Lancet Neurology. 2016; 13: 788–794, doi: 10.1016/S1474-4422(14)70136-X

19) Members of the Hsp70 Family recognize distinct Types of Sequences to execute ER Quality Control. Behnke J, Mann MJ, Scruggs FL et al. Mol Cell. 2016; 63(5): 739-52. doi: 10.1016/j.molcel.2016.07.012

Charakteristik zellulärer Mitochondrien

20) Endosymbiotic theories for eukaryote origin. Martin WF, Garg S, Zimorski V. Philos Trans R Soc Lond B Biol Sci. 2015; 370(1678): 20140330. doi: 10.1098/rstb.2014.0330

21) Bioenergetic role of mitochondrial fusion and fission. Westermann B. Biochim Biophys Acta. 2012; 10(1817): 1833–1838. doi: 10.1016/j.bbabio.2012.02.033

Energiegewinnung: Atmungskette

Seitblick: Elektronentransportkette (ETC) / Seitblick: Besonderheiten der Porphyrine und Enzyme / Mutation: Auswirkung auf die mitochondriale DNA

22) Sequence analysis of cDNAs for the human and bovine ATP synthase b-subunit: Mitochondrial DNA genes sustain seventeen times more mutations. Wallace DC, Ye JH, Neckelmann SN et al. Curr Genet. 1987; 12: 81–90.

23)MITOMAP A human mitochondrial genome database. (www.mitomap.org)

24) Mitochondrial DNA genetics and the heteroplasmy conundrum in evolution and disease. Wallace DC, Chalkia D. Cold Spring Harb Perspect Biol. 2013; 5(11): a021220. doi: 10.1101/cshperspect.a021220

Seitblick: Mutation, Methylierung

25) Molecular enzymology of mammalian DNA methyltransferases. Jeltsch A. Curr Top Microbiol Immunol. 2006; 301: 203-25.

Schädigung: Oxidativer Stress, Reaktive Sauerstoffspezies, Alterung

Reaktive Sauerstoffspezies

26) In vivo ROS production and use of oxidative stress-derived biomarkers to detect the onset of diseases such as Alzheimer's disease, Parkinson's disease, and diabetes. Umeno A, Biju V, Yoshida Y. Free Radic Res. 2017; 51(4): 413-427. doi:10.1080/10715762.2017.1315114

27) Oxidative Stress, Synaptic Dysfunction, and Alzheimer's Disease. Tönnies E, Trushina E. J Alzheimers Dis. 2017; 57(4): 1105–1121. doi: 10.3233/JAD-161088

Alterung

28) Molekularmedizinische Grundlagen von altersspezifischen Erkrankungen. Ganten D, Ruckpaul K. Springer-Verlag Berlin Heidelberg. 2004. ISBN 978-3-642-18741-4

29) Mitochondrial DNA mutations in neurodegeneration. Keogh MJ, Chinnery PF. Biochim Biophys Acta. 2015; 11(1847): 1401-1411 doi: 10.1016/j.bbabio.2015.05.015

30) Mitochondrial dysfunction and oxidative stress in neurodegenerative diseases. Lin MT, Beal MF. Nature. 2006;443(7113):787-95. doi: 10.1038/nature05292

31) Mitochondrial DNA variation in human evolution, degenerative disease, and aging. Wallace DC. Am J Hum Genet. 1995 Aug; 57(2): 201–223.

Regulation: Mitochondriale Dynamik (Fusion, Fission)

32) Mitochondrial Dynamics — Mitochondrial Fission and Fusion in Human Diseases. Stephen L, Archer SL. N Engl J Med. 2013; 369: 2236-2251. doi: 10.1056/NEJMra1215233

33) Disturbed mitochondrial dynamics and neurodegenerative disorders. Burté F, Carelli V, Chinnery PF et al. Nat Rev Neurol. 2015 1:11-24. doi: 10.1038/nrneurol.2014.228

34) Diet impact on mitochondrial bioenergetics and dynamics. Putti R, Raffaella Sica R, Migliaccio V et al. Front Physiol. 2015; 6: 109. doi: 10.3389/fphys.2015.00109

35) Structural Heterogeneity of the Mitochondria induced by the Microtubule Cytoskleleton. Sukhorukov VM, Michael Meyer-Hermann M. Scientific Reports. 2015 Sep 11. 5:13924. doi: 10.1038/srep13924

36) Mitochondrial dynamics and neurodegeneration. Bingwei L. Curr Neurol Neurosci Rep. 2009; 3: 212–219.

37) Impairing the Mitochondrial Fission and Fusion Balance: A New Mechanism of Neurodegeneration. Andrew B, Knott AB, Bossy-Wetzel E. Ann N Y Acad Sci. 2008; 1147: 283–292. doi: 10.1196/annals.1427.030

38) Defects in Mitochondrial Dynamics and Metabolomic Signatures of Evolving Energetic Stress in Mouse Models of Familial Alzheimer's Disease. Trushina E, Nemutlu E, Zhang S et al. PLoS One. 2012; 7(2): e32737. doi: 10.1371/journal.pone.0032737

Signalisierung: Seneszenz und Apoptose (programmierter Zelltod)

Seneszenz

39) Aging, Cellular Senescence, and Cancer. Campisi J. Ann Rev Physiol. 2013; 75: 685–705. doi: 10.1146/annurev-physiol-030212-183653

40) The limited in vitro lifetime of human dipoid cell strains. Hayflick L. Exp Cell Res. 1965; 37: 614-36.

41) The signals and pathways activating cellular senescence. Ben-Porath I, Weinberg RA. Int J Biochem Cell Biol. 2005; 37(5):961-76. Epub 2004 Dec 30. doi: 10.1016/j.biocel.2004.10.013

42) Accumulation of short telomeres in human fibroblasts prior to replicative senescence. Martens UM, Chavez EA, Poon SS et al. Exp Cell Res. 2000; 256(1): 291-9. doi:10.1006/excr.2000.4823

43) Molecular signaling and genetic pathways of senescence: Its role in tumorigenesis and aging. Zhang H. J Cell Physiol. 2007;210(3):567-74. doi: 10.1002/jcp.20919

44) Creation of human tumour cells with defined genetic elements. Hahn WC, Counter CM, Lundberg AS et al. Nature. 1999; 400(6743): 464-8. doi:10.1038/22780

45) Telomeres and telomerase. Chan SRWL, Blackburn EH. Phil. Trans. R. Soc. Lond. 2004; 359: 109–121. doi: 10.1098/rstb.2003.1370

46) Proteinopathy-induced neuronal senescence: a hypothesis for brain failure in Alzheimer's and other neurodegenerative diseases. Golde TE, Miller VM. Alzheimers Res Ther. 2009; 1: 5. doi: 10.1186/alzrt5

Apoptose

47) Bax monomers form dimer units in the membrane that further self-assemble into multiple oligomeric species. Subburaj Y, Cosentino K, Axmann M et al. Nat Commun. 2015; 6: 8042. doi: 10.1038/ncomms9042

48) DRP-1-mediated mitochondrial fragmentation during EGL-1-induced cell death in C. elegans. Jagasia R, Grote P, Westermann B, Conradt B. Nature. 2005; 433(7027): 754-60. doi: 10.1038/nature03316

Hauptteil 1

Dynamischer Energie-Metabolismus

49) Mitochondrial dysfunction and oxidative stress in neurodegenerative diseases. Lin MT, Beal MF. Nature. 2006; 443(7113): 787-95. doi: 10.1038/nature05292

50) Oxidative phosphorylation defects and Alzheimer's disease. Shoffner JM. Neurogenetics. 1997; 1:13-9.

Das Astrozyten-Neuronen-Laktat-Shuttle (ANLS)-Hypothese

51) Synaptic energy use and supply. Harris JJ, Jolivet R, Attwell D. Neuron. 2012; 75(5): 762-77. doi:10.1016/j.neuron.2012.08.019

52) A Cellular Perspective on Brain Energy Metabolism and Functional Imaging. Magistretti PJ, Allaman I. Neuron. 2015; 86(4): 883–901. doi: 10.1016/j.neuron.2015.03.035

53) Glucose and lactate supply to the synapse. Barros LF, Deitmer JW. Brain Res Rev. 2010; 63(1-2): 149-59. Epub 2009 Oct 30. doi:10.1016/j.-brainresrev.2009.10.002

54) Lactate-supported synaptic function in the rat hippocampal slice preparation. Schurr A, West CA, Rigor BM. Science. 1988; 240(4857): 1326-8.

55) Cell-cell and intracellular lactate shuttles. Brooks G.A. (2009). J. Physiol. 2009; 587(23): 5591–5600. doi: 10.1113/jphysiol.2009.178350

Neuroenergetische Modell

56) An inverse-Warburg effect and the origin of Alzheimer's disease. Demetrius LA, Simon DK. Biogerontology. 2012; 13(6): 583-94. doi:10.1007/s10522-012-9403-6

57) Energy on demand. Magistretti PJ, Pellerin L, Rothman DL et al. Science. 1999; 283(5401): 496-7.

58) Direct neuronal glucose uptake heralds activity-dependent increases in cerebral metabolism. Lundgaard I, Baoman L, Xie L et al. Nature Com. 2015; 6: 6807. doi: 10.1038/ncomms7807

59) Über den Stoffwechsel der Carcinomzelle. Warburg O. Die Naturwissenschaften. 1924; 12(50): 1131-1137. doi: 10.1007/BF01504608

60) Alzheimer's disease: the amyloid hypothesis and the Inverse Warburg effect. Demetrius LA, Magistretti PJ, Pellerin L. Front Physiol. 2014; 5: 522. doi: 10.3389/fphys.2014.00522

61) Entropy Explains Aging, Genetic Determinism Explains Longevity, and Undefined Terminology Explains Misunderstanding Both. Hayflick L. PLoS Genet. 2007; 3(12): e220. doi: 10.1371/journal.pgen.0030220

Seitblick Warburg-Effekt, Inverser Warburg-Effekt

62) On the origin of cancer cells. Warburg O. Science. 1956; 123(3191): 309-14.

63) Glutamate uptake into astrocytes stimulates aerobic glycolysis: a mechanism coupling neuronal activity to glucose utilization. Pellerin L, Magistretti PJ. Proc Natl Acad Sci. 1994; 91(22): 10625–10629.

64) Sweet sixteen for ANLS. Pellerin L, Magistretti PJ. J Cereb Blood Flow Metab. 2012; 32(7): 1152-66. Epub 2011 Oct 26. doi:10.1038/jcbfm.2011.149

65) Persistent Mitochondrial Damage by Nitric Oxide and its Derivatives: Neuropathological Implications. Bolaños JP, Heales SJR. Front Neuroenergetics. 2010; 2: 1. Published online 2010. doi: 10.3389/neuro.14.001.2010

Hauptteil 2

Mitochondriale Dynamik und entwicklungsgeschichtliche Aspekte

66) A mitochondrial paradigm of metabolic and degenerative diseases, aging, and cancer: a dawn for evolutionary medicine. Wallace DC. Annu Rev Genet. 2005; 39: 359-407. doi: 10.1146/annurev.genet.39.110304.095751

67) Diet impact on mitochondrial bioenergetics and dynamics. Putti R, Raffaella Sica R, Migliaccio V et al. Front Physiol. 2015; 6: 109. doi: 10.3389/fphys.2015.00109

Hauptteil 3

Dynamik der mtDNA Heteroplasmie und Manifestation von Krankheiten / Manifestation von Krankheiten

68) Mitochondrial respiratory-chain diseases. DiMauro S, Schon EA. N Engl J Med. 2003; 348(26):2656-68. doi: 10.1056/NEJMra022567

69) A mitochondrial bioenergetic etiology of disease. Wallace DC. J Clin Invest. 2013;123(4):1405-1412. doi: 10.1172/JCI61398

70) Mitochondrial threshold effects. Rossignol R, Faustin B, Rocher et al. Biochem J. 2003; 370(Pt 3): 751–762. doi: 10.1042/BJ20021594

71) Mitochondrial DNA mutations and human disease. Tuppen HAL, Blakely EL, Douglass M. et al. Biochimica et Biophysica Acta (BBA) – Bioenergetics. 2010; 1797 (2):113–128. doi: doi.org/10.1016/j.bbabio.2009.09.005

72) The dynamics of mitochondrial DNA heteroplasmy: implications for human health and disease. Stewart JB, Chinnery PF. Nature Reviews Genetics. 2015; 16: 530–542. doi: 10.1038/nrg3966

Potenziell geeignete diagnostische und therapeutische Verfahren

Pathoätiogenese der mitochondrialen Dysfunktion / Diagnostische Möglichkeiten / Weiterentwicklung optischer, informationsbasierter Biomarker

73) Review of biomedical optical imaging—a powerful, non-invasive, non-ionizing technology for improving in vivo diagnosis. Balas C. Meas. Sci. Technol. 2009; 20: 104020. doi: 10.1088/0957-0233/20/10/104020

74) Optical sensors for monitoring dynamic changes of intracellular metabolite levels in mammalian cells. Hou BH, Takanaga H, Grossmann G et al. Nature Protocols. 2011; 6:1818–1833. doi: 10.1038/nprot.2011.392

75) Optical sensors for measuring dynamic changes of cytosolic metabolite levels in yeast. Bermejo C, Haerizadeh F, Takanaga H et al. Nature Protocols.2011;6:1806–1817. doi: 10.1038/nprot.2011.391

76) Small is fast: astrocytic glucose and lactate metabolism at cellular resolution. Barros LF, San Martín A, Sotelo-Hitschfeld T et al. Front Cell Neurosci. 2013; 7 :27. doi: 10.3389/fncel.2013.00027

77) In vivo monitoring of cellular energy metabolism using SoNar, a highly responsive sensor for NAD+/NADH redox state. Zhao Y, Aoxue Wang A, Zou Y et al. Nature Protocols. 2016; 11: 1345–1359. doi: 10.1038/nprot.2016.074

78) A Genetically Encoded FRET Lactate Sensor and Its Use To Detect the Warburg Effect in Single Cancer Cells. San Martín A, Ceballo S, Ruminot I, et al. PLoS One. 2013; 8(2): e57712. doi: 10.1371/journal.pone.0057712

Energie-Stoffwechsel

79) Eine kritische Evaluierung FRET-basierter Biosensoren als Werkzeuge für die quantitative Metabolitanalytik. Moussa R. Schriften des Forschungszentrums Jülich, Reihe Gesundheit / Health, Band / Volume 54. 2012 ISBN 978-3-89336-792-4

Mitochondriale Redox-Marker

80) In vivo ROS production and use of oxidative stress-derived biomarkers to detect the onset of diseases such as Alzheimer's disease, Parkinson's disease, and diabetes. Umeno A, Biju V, Yoshida Y. Free Radic Res. 2017; 51(4): 413-427. doi:10.1080/10715762.2017.1315114

81) Detection of Reactive Oxygen and Nitrogen Species by Electron Paramagnetic Resonance (EPR) Technique. Suzen S, Hande Gurer-Orhan H; Saso L. Molecules. 2017; 22(1). pii: E181. doi:10.3390/molecules22010181

82) Glutathione as a Redox Biomarker in Mitochondrial Disease—Implications for Therapy. Enns GM, Cowan TM. J. Clin. Med. 2017, 6, 50. doi: 10.3390/jcm6050050

Elektronenakzeptoren NADH/FAD

83) Intracellular coenzymes as natural biomarkers for metabolic activities and mitochondrial anomalies. Heikal AA. Biomark Med. 2010; 4(2): 241–263. doi: 10.2217/bmm.10.1

84) Characterization of Frex as an NADH sensor for in vivo applications in the presence of NAD+ and at various pH values. Wilkening, S., Schmitt, FJ., Horch, M. et al. Photosynth Res.2017. doi:10.1007/s11120-017-0348-0

Mitochondriale Dynamik

85) Abnormal mitochondrial dynamics in the pathogenesis of Alzheimer's disease. Zhu X, Perry G, Smith MA et al. J Alzheimers Dis. 2013; 33 Suppl 1:S253-62. doi: 10.3233/JAD-2012-129005.

86) Mitochondrial Dynamics and Metabolic Regulation. Wai T, Langer T. 2016; 27 (2): 105–117. doi: 10.1016/j.tem.2015.12.001

87) Abnormalities of Mitochondrial Dynamics in Neurodegenerative Diseases. Gao J, Wang L, Liu J et al. Antioxidants. 2017; 6: 25. doi:10.3390/antiox6020025

88) 3D Time-lapse Imaging and Quantification of Mitochondrial Dynamics. Sison M, Chakrabortty S, Extermann J et al. Scientific Reports. 2017; 7: 43275. doi: 10.1038/srep43275

89) Computational imaging reveals mitochondrial morphology as a biomarker of cancer phenotype and drug response. Giedt RJ, Fumene Feruglio P, Pathania D et al. Sci Rep. 2016; 6: 32985. doi: 10.1038/srep32985

Seneszenz

90) Are there roles for brain cell senescence in aging and neurodegenerative Disorders? Tan FCC, Hutchison ER, Eitan E, et al. Biogerontology. 2014; 6: 643–660. doi: 10.1007/s10522-014-9532-1

91) Senescent Cells. Matjusaitis M, Chin G, Sarnoski EA, et al. Ageing Res Rev. 2016; 29: 1-12. doi: https://doi.org/10.1016/j.arr.2016.05.003

92) Senescence-associated β-galactosidase activity marks the visceral endoderm of mouse embryos but is not indicative of senescence. Huang T, Rivera-Pérez JA. Genesis. 2014;52(4):300–308. Published online 2014 doi: 10.1002/dvg.22761

93) Methods to detect biomarkers of cellular senescence: The senescence-associated beta-galactosidase assay. Itahana K, Campisi J, Dimri GP. Methods Mol Biol. 2007; 371: 21–31.

94) Is senescence-associated β-galactosidase a marker of neuronal senescence? Piechota M, Sunderland P, Wysocka A. Oncotarget. 2016; 7(49): 81099–81109. doi:10.18632/oncotarget.12752

95) Unfolded p53: a potential biomarker for Alzheimer's disease. Lanni C, Uberti D, Racchi M. J. Alzheimer's Dis. 2007; 12: 93–99

Apoptose/Programmierter Zelltod

96) Programmed Cell Death Mechanisms in Neurological Disease. Bredesen DE. Curr Mol Med.2008; 8(3): 173-186. doi: 10.2174/156652408784221315

97) Targeting programmed cell death in neurodegenerative diseases. Vila M, Przedborski S. Nat Rev Neurosci. 2003; 4 (5), 365-375. doi: 10.1038/nrn1100

98) Cell Death Targets and Potential Modulators in Alzheimers Disease. Castro RE, Santos MMM, Gloria PMC et al. Curr Pharm design. 2010; 16(25): 2851 – 2864. doi: 10.2174/138161210793176563

99) Biomarkers for apoptosis in Alzheimer's disease. Ankarcrona M, Winblad B. Int. J. Geriatr. Psychiatry. 2005; 20(2): 101–200. doi: 10.1002/gps.126

Therapeutische Möglichkeiten

100) Comparative Effectiveness and Safety of Cognitive Enhancers for Treating Alzheimer's Disease: Systematic Review and Network Metaanaly-

sis. Tricco AC, Ashoor HM, Soobiah C et al. J Am Geriatr Soc. 2017 e-pub-doi: 10.1111/jgs.15069

101) The Transcription Factor Sp3 Cooperates with HDAC2 to Regulate Synaptic Function and Plasticity in Neurons Yamakawa H, Cheng J, Penney J et al. Cell Reports. 2017; 20: 1319–1334. doi: 10.1016/j.celrep.2017.07.044

Multimodale Therapieansätze

102) Potential for primary prevention of Alzheimer's disease: an analysis of population-based data. Norton S, Matthews FE, Barnes DE, et al. Lancet Neurology. 2016; 13: 788–794. doi: http://dx.doi.org/10.1016/S1474-4422(14)70136-X

103) A 2 year multidomain intervention of diet, exercise, cognitive training, and vascular risk monitoring versus control to prevent cognitive decline in at-risk elderly people (FINGER): a randomised controlled trial. Ngandu T, Lehtisalo J, Solomon A et al. Lancet. 2014; 385: 2255–63. doi: http://dx.doi.org/10.1016/S0140-6736(15)60461-5

104) The Study of Mental and Resistance Training (SMART) study-resistance training and/or cognitive training in mild cognitive impairment: a randomized, double-blind, double-sham controlled trial. Singh F, Gates N, Saigal N et al. J Am Med Dir Assoc. 2014; 15: 873–880. doi: https://doi.org/10.1016/j.jamda.2014.09.010

105) Alzheimer's disease. Scheltens, P, Blennow K, Breteler MMB et al. Lancet. 2016, 388(10043): 505-517. doi: 10.1016/S0140-6736(15)01124-1

106) Nutrition and neurodegeneration: epidemiological evidence and challenges for future research. Gillette-Guyonnet S, Secher M, Vellas B. Br J Clin Pharmacol. 2013; 75(3):738-55. doi: 10.1111/bcp.12058

107) Effect of a Purpose in Life on Risk of Incident Alzheimer Disease and Mild Cognitive Impairment in Community-Dwelling Older Persons. Boyle, PA; Buchman AS, MD; Lisa L. Barnes LL et al. Arch Gen Psychiatry. 2010; 67(3): 304-310. doi: 10.1001/archgenpsychiatry.2011.1487

108) Mitohormesis: Promoting Health and Lifespan by Increased Levels of Reactive Oxygen Species (ROS). Ristow M, Schmeisser K. Dose Response. 2014; 12(2): 288-341. doi: 10.2203/dose-response.13-035.Ristow

109) Mitochondrial Dysfunction in Alzheimer's Disease and the Rationale for Bioenergetics Based Therapies. Isaac G. Onyango IG, Dennis J et al. Aging Dis. 2016 Mar; 7(2): 201–214. doi: 10.14336/AD.2015.1007

Metabolische Eingriffe

110) Lactate-mediated glia-neuronal signalling in the mammalian brain. Tang F, Lane S, Korsak A, et al. Nat Commun. 2014; 5: 3284. doi: 10.1038/ncomms4284

111) The role of Lactate-mediated metabolic coupling between Astrocytes and Neurons in long-term memory formation. Front Integr Neurosci. 2016; 10: Article 10. Steinman MQ, Gao V, Alberini CM. doi: 10.3389/fnint.2016.00010

112) Medium-chain fatty acids inhibit mitochondrial metabolism in astrocytes promoting astrocyte–neuron lactate and ketone body shuttle systems. Thevenet J, Marchi U, Santo Domingo J et al. FASEB J. 2016; 5: 1913-26. doi: 10.1096/fj.201500182

Mitochondriale Dynamik

113) Mitochondrial fusion and fission proteins: novel therapeutic targets for combating cardiovascular disease. Hall AR, Burke N, Dongworth RK et al. Br J Pharmacol. 2014; 171 (8):1890-906. doi: 10.1111/bph.12516

Homo – und Heteroplasmie, CrisprCas9 –Technik und Genersatztherapie

114) CRISPR/Cas9 and mitochondrial gene replacement therapy: promising techniques and ethical considerations. Fogleman S, Santana C, Bishop C et al. Am J Stem Cells. 2016; 5(2): 39–52.

115) Live birth derived from oocyte spindle transfer to prevent mitochondrial disease Zhang J, Hui L, Shiyu L et al. Reproductive Biomedicine online:2017;34(4):361–368. doi: 10.1016/j.rbmo.2017.01.013

Neue Sicht auf die Neurodegeneration der sporadischen Form der Alzheimerkrankheit

Evolutive Umweltinteraktionen / Inverse Warburg-Effekt / Folgen von mtDNA-Mutationen: Seneszenz und programmierter Zelltod / Folgen einer gestörten Proteinqualitätskontrolle

116) The large Hsp70 Grp170 binds to unfolded protein substrates in vivo with a regulation distinct from conventional Hsp70s. Behnke J, Hendershot LM. J Biol Chem. 2014; 289(5): 2899-907. Epub 2013 Dec 10. doi: 10.1074/jbc.M113.507491

117) Intracellular amyloid-beta in Alzheimer's disease. LaFerla FM, Green KN, Oddo S. Nat Rev Neurosci. 2007; 8(7): 499-509. doi: 10.1038/nrn2168

118) The Genetics of Alzheimer Disease Tanzi RE. Cold Spring Harb Perspect Med. 2012; 2(10): a006296. doi: 10.1101/cshperspect.a006296

119) Amyloid-β peptide induces mitochondrial dysfunction by inhibition of preprotein maturation. Mossmann D, Vögtle FN, Taskin AA et al. Cell Metab. 2014; 20(4): 662-9. doi: 10.1016/j.cmet.2014.07.024

Energetisch-genetische Wechselbeziehung
Plastizität des Gehirns

120) Healthy aging and dementia: Findings from the Nun Study. Snowdon D. Ann Intern Med. 2003; 139: 450-454.

121) The Nun Study Iacono D, Markesbery WR, Gross M et al: Neurology. 2009;73(9): 665–673. doi: 10.1212/WNL.0b013e3181b01077

122) Alzheimer's disease is a synaptic failure. Selkoe DJ. Science. 2002; 298(5594): 789-91. doi:10.1126/science.1074069

123) Mitochondrial Dysfunction and Synaptic Transmission Failure in Alzheimer's Disease. Guo L, Tian J, Du H. J Alzheimers Dis. 2017; 57(4): 1071-1086. doi: 10.3233/JAD-160702

Gesundes und pathologisches Altern

124) Family member deaths across adulthood predict Alzheimer's Disease risk. The Cache County Study. Norton MC, Elizabeth Fauth E, Clark CJ et al. Int J Geriatr Psychiatry. 2016; 31(3): 256–263. doi: 10.1002/gps.4319

125) Post-stroke dementia – a comprehensive review. Mijajlović MD, Pavlović A, Brainin Met al. BMC Med. 2017; 15:11. doi: 10.1186/s12916-017-0779-7

126) Heart failure and Alzheimer's disease. Cermakova P, Eriksdotter M, Lu LH et al. J Intern Med 2015; 277(4): 406–425. doi: 10.1111/joim.12287

127) Head Injury as a Risk Factor for Dementia and Alzheimer's Disease: A Systematic Review and Meta-Analysis of 32 Observational Studies. Li Ya, Li Yo, Li X et al. PLoS One. 2017; 12(1): e0169650. doi: 10.1371/journal.pone.0169650

128) The significance of environmental factors in the etiology of Alzheimer's disease. Grant WB, Campbell A, Itzhaki RF et al. J Alzheimers Dis. 2002; 4(3): 179-89.

129) Rate of death among family members predicts risk of Alzheimer's disease and other dementias: The Cache County study. Norton M, Roxane Pfister R, Mineau G et al. Alzheimer's & Dementia. 2011; 7(4)Suppl: 599

130) Links between life events, traumatism and dementia; an open study including 565 patients with dementia. Charles E, Bouby-Serieys V, Thomas P et al. Encephale. 2006; 32(5 Pt 1): 746-52.

Ergebnis und Schlussfolgerungen
Eine andere Sicht auf die Entstehung der sporadischen Form der Alzheimerkrankheit / Quantenbiologischer Hintergrund / Von der Biologischen Quantenphysik zur Quantenbiologie

131) Quantisierung als Eigenwertproblem (Erste Mitteilung). Schrödinger E. Annalen der Physik.1926;79(4):361-376.

Quantisierung als Eigenwertproblem (Zweite Mitteilung). Schrödinger E. Annalen der Physik,1926;79(4):489-527.

Quantisierung als Eigenwertproblem (Dritte Mitteilung). Störungstheorie, mit Anwendung auf den Starkeffekt der Balmerlinien. Schrödinger E. Annalen der Physik.1926;80(4):437-490.

Quantisierung als Eigenwertproblem (Vierte Mitteilung). Schrödinger E. Annalen der Physik.1926;81(4):109-139.

132) Generelle Morphologie der Organismen. Allgemeine Grundzüge der Organismen. Allgemeine Grundzüge der organischen Formen –Wissenschaft, mechanisch begründet durch die von Charles Darwin reformierte Descendenz-Theorie. Haeckel E. Georg Reimer, Berlin 1866

133) The Descent of man (1879). Darwin C. Penguin Books 2004. ISBN-13 978-0-140-43631-0

134) Versuche über Pflanzenhybriden. Mendel JG. In: Verhandlungen des Naturforschenden Vereines in Brünn. Bd. IV. 1866: 3–47.

135) Über den anschaulichen Inhalt der quantentheoretischen Kinematik und Mechanik. Heisenberg W. Zeitschrift für Physik. 1927; 3 (43): 172–198. doi:10.1007/BF01397280

136) Die fraktale Geometrie der Natur. Mandelbrot B. Birkhäuser Basel; Springer Basel AG 1987. ISBN 978-3-0348-5028-5

137) Making Sense of Bell's Theorem and Quantum Nonlocality. Boughn S. Princeton University, Princeton NJ 08544. Haverford College, Haverford PA 19041 Found Phys. 2017; 47: 640. 2017 arXiv:1703.11003 doi: 10.1007/s10701-017-0083-6

138) Quantenbiologie. Einführung in einen neuen Wissenszweig. Dessauer F. Springer-Verlag Berlin, Göttingen, Heidelberg. 1954

139) Die Physik und das Geheimnis des organischen Lebens Jordan P. Friedrich Vieweg und Sohn Braunschweig. 1941

140) Die Quantenmechanik und die Grundprobleme der Biologie und Psychologie. Jordan P. Naturwissenschaften 1932; 20 (45): 815-821. doi: 10.1007/BF01494844

141) Was ist Leben? Schrödinger E. R. Piper GmbH & Co. KG München 1987. ISBN 3-492-11134-3

142) Vibrations, Quanta and Biology. Huelga SF, Plenio MB. Contemp. Phys. 2013; 54: 181 - 207. doi: 10.1080/00405000.2013.829687

Physikalische Realität und Wirklichkeit
Von der statistisch-physikalischen zur elementaren Information: Bits und Qubits

143) Dialog mit der Natur. Prigogine I. R Piper Verlag München. 1990. ISBN 3-492-11181-5

144) Physik der Selbstorganisation und Evolution. Ebeling W, Feistel R. Akademie Verlag Berlin. 1982: 83 ff.

145) A Mathematical Theory of Information. Shannon CE: In: Bell System Technical Journal. Short Hills N.J. 27.1948: 379 - 423, 623 – 656. 1948 ISSN 0005-8580

Zusammenhang zwischen Quanteninformation und Messprozess

146) Die Quantentheorie der einfachen Alternative (Komplementarität und Logik II). Weizsäcker CFv. Z. Naturforschg. 1958; 13 a: 705—721.

147) Die Einheit der Natur. Weizsäcker,CFv. Hanser Verlag München 1981, ISBN 3-446-12743-7.

148) Quantum Field Theory of Binary Alternatives. Görnitz T, Graudenz D, Weizsäcker CFv. Intern. J. Theoret. Phys. 1992; 31: 1929-1959

149) Deriving General Relativity from Considerations on Quantum Information. Görnitz T. Adv. Sci. Lett. 2011; 4: 577-585. doi: 10.1166/asl.2011.1243

Wechselwirkungen im Lebenden über Bit und Qubit

150) Experimental Quantum Teleportation. Bouwmeester D, Pan JW, Mattle K et al. Nature. 1997; 390: 575-579. doi: 10.1038/37539

151) Was ist Krankheit? Quanteneffekte in der Medizin. Wrobel N, Sedlacek KD. BoD Books on Demand, Norderstedt. 2015: 163ff. ISBN 978-3-7347-9263-2

Neuartige Messverfahren als Biophysikalische Biomarker

152) Was ist Krankheit? Quanteneffekte in der Medizin. Wrobel N, Sedlacek KD. Bod Books on Demand, Norderstedt. 2015: 214ff. ISBN 978-3-7347-9263-2

Möglichkeiten einer entropie- bzw. informationsbasierten Diagnostik / Möglichkeiten einer quantenphysikalisch basierten Diagnostik / Fluoreszenz-Resonanzenergie-transfer

153) Zwischenmolekulare Energiewanderung und Fluoreszenz. Förster, T. Ann. Phys.(1948) 437: 55–75. doi:10.1002/andp.19484370105

Elektronentransport durch Porphyrine

154) The quantum tunneling effect leads electron transport in porphyrins. Spanish National Research Council (CSIC). EurekAlert, Public Release. 2011 eurekalert.org/pub_releases/2011-09/ccsd-tqt090111.php

155) Über quantenmechanische Energieübertragungen zwischen atomaren Systemen. Kallmann H, London F. Z. Physik. Chem. 1928; B. 2: 207–243.

Prinzipielle Nachweismöglichkeit von Quanteneffekten im Hämoglobin

Sind diagnostisch und therapeutisch integrierte Prozeduren prinzipiell möglich?

156) Interaction-Free Measurement. Kwiat P, Weinfurter H, Herzog T et al. Phys. Rev. Lett. 1995; 74: 4763. doi: 10.1103/PhysRevLett.74.4763

157) Interaction-free measurement study as a quantum channel discrimination problem. Zhou Y, Yung M-H. 2017 arXiv:1703.03976

158) A new theory of the origin of cancer: quantum coherententanglement, centrioles, mitosis, and differentiation. Hameroff SR. Biosystems. 2004; 77(1-3): 119-36.

159) DNA as classical and quantum information system: Implication to gene expression in normal and cancer cells. Koruga D. Arch Oncol 2005;13(3-4):115-20. doi: 10.2298/AOO0503115K

160) Quantum information processing at the cellular level. Euclidean approach. Ogryzko V. Institute Gustave Roussy, Villejuif, France. 2009 arxiv.org/abs/0906.4279

Wie könnte menschliches Leben nach quantenbiologischen Gesichtspunkten funktionieren?

Reiner und alltäglicher Zufall / Evolutive Bewusstheit

161) The origin of mutants. Cairns, J; Overbaugh J; Miller S. Nature. 1988; 335: 142–45. doi: 10.1038/335142a0

162) Quantum Zeno effect in a double-well potential: A model of a physical measurement. Altenmüller TP, Schenzle A. Phys. Rev. 1994; 3(49): 2016–2027 doi: 10.1103/PhysRevA.49.2016

Integrität der biologischen Raum-Zeit-Konstruktion
Leben zwischen Gesundheit und Krankheit

163) Was ist Krankheit? Quanteneffekte in der Medizin. Wrobel N, Sedlacek KD. Bod Books on Demand, Norderstedt. 2015: 220ff. ISBN 978-3-7347-9263-2

Der mitochondriale Energieaspekt aus quantenbiologischer Perspektive:

Das Quanten-Mitochondrium

164) Mitochondrial Oscillations in Physiology and Pathophysiology. Aon MA, Cortassa S, O'Rourke B. Adv Exp Med Biol. 2008; 641: 98–117. doi: 10.1007/978-0-387-09794-7

165) Quantum electron tunneling in respiratory complex I. Hayashi T, Stuchebrukhov AA. J. Phys Chem. B. 2011;115:5354–5364. doi: 10.1021/jp109410j

166) Electron tunneling chains of mitochondria. Moser CC, Farid TA, Chobot SE et al. Biochim. Biophys. Acta. 2006;1757:1096–1109. doi: 10.1016/j.bbabio.2006.04.015

Elektronentransportkette

167) Molekularbiologie der Zelle. Alberts B, Johnson A, Lewis J et al. New York: John Wiley & Sons. 2011: 935ff. ISBN: 978-3-527-32384-5

Enzyme

168) Towards a new biochemistry? Szent-Gyorgyi A. Science. 1941;93: 609–611. doi: 10.1126/science.93.2426.609

169) Studies of photosynthesis using a pulsed laser. Temperature dependence of cytochrome oxidation rate in chromatium. Evidence for tunneling. DeVault D, Chance B. Biophys. J. 1966; 6 :825–847. doi: 10.1016/S0006-3495(66)86698-5

170) Kinetic isotope effects as a probe of hydrogen transfers to and from common enzymatic cofactors. Roston D., Islam Z., Kohen A. Arch. Biochem. Biophys. 2014; 544: 96–104. doi: 10.1016/j.abb.2013.10.010

171) Enzyme dynamics and hydrogen tunnelling in a thermophilic alcohol dehydrogenase. Kohen A, Cannio R, Bartolucci S, Klinman JP. Nature. 1999; 399: 496-499. doi: 10.1038/ 20981

172) Vibronic origin of long-lived coherence in an artificial molecular light harvester. Lim J, Paleček D, Caycedo-Soler F et al. Nature Com. 2015; 6: Article number: 7755. doi :10.1038/ncomms8755

Mitochondriale Dynamik (Fusion und Fission)

173) Mitochondrial filaments and clusters as intracellular power-transmitting cables. Skulachev VP. Trends Biochem. Sci. 2001;26:23–29. doi: 10.1016/S0968-0004(00)01735-7

174) Electric field-induced fusion of mitochondria. Reynaud JA, Labbe H, Lequoc K et al. FEBS Lett. 1989;247:106–112. doi: 10.1016/0014-5793(89)81250-5

175) Frohlich systems in cellular physiology. Srobar F. Prag. Med. Rep. 2012;113:95–104. doi: 10.14712/23362936.2015.25

176) Effect of calcium on electrical energy transfer by microtubules. Priel A, Ramos AJ, Tuszynski JA et al. J. Biol. Phys. 2008;34:475–485. doi: 10.1007/s10867-008-9106-z

DNA Mutation

177) Proton tunneling in DNA and its biological implications. Löwdin PO. Rev. Mod. Phys. 1963; 35, 724–732. doi: 10.1103/RevModPhys.35.724

178) Roles of evolution, quantum mechanics and point mutations in origins of cancer. Cooper WG. Cancer Biochem Biophys. 1993; 13(3): 147-70.

179) Quantum Effects and Genetic Code: Dynamics and Information Transfer in DNA Replication. S. Mayburov S, Nicolini C, Sivozhelezov V. Lebedev Inst. of Physics Leninski, Moscow, Russia, 117924. 2006 arxiv.org/ftp/q-bio/papers/0611/0611009.pdf

180) Correlated quantum transport of density wave electrons. Miller JH, Wijesinghe AI, Tang Z et al. Phys Rev Lett. 2012;108(3):036404. Epub 2012. doi: 10.1103/PhysRevLett.108.036404

181) Quantum entanglement between the electron clouds of nucleic acids in DNA. Rieper E, Anders J, Vedral V. Center for Quantum Technologies, National University of Singapore, Republic of Singapore. 2011 arxiv.org/abs/1006.4053

182) Entanglement at the quantum phase transition in a harmonic lattice. Rieper E, Anders J, Vedral V. New J. Phys. 2010; 12: Articel 025017. doi: 10.1103/PhysRevD.86.125011

183) Photolyase/cryptochrome blue-light photoreceptors use photon energy to repair DNA and reset the circadian clock. Thompson CL, Sancar A. Oncogene. 2002; 21, 9043–9056. doi: 10.1038/sj.onc.1205958

184) Quantum entanglement in photosynthetic light-harvesting complexes. Sarovar M, Ishizaki A, Fleming GR et al. Nature Physics. 2010; 6: 462–467. doi: 10.1038/nphys1652

Reaktive Sauerstoffspezies (ROS)

185) The Quantum Biology of Reactive Oxygen Species Partitioning Impacts Cellular Bioenergetics. Usselman RJ, Chavarriaga C, Castello PR et al. Scientific Reports 2016; 6: 38543. doi: 10.1038/srep38543

Proteinfaltung

186) Electron tunneling through proteins. Gray, HB, Winkler JR. Q Rev Biophys. 2003; 36(3):3 41-72.

Steuern bewusste Prozesse die Proteinqualitätskontrolle?

187) Atomic-Level Characterization of the Structural Dynamics of Proteins. Shaw DE, Maragakis P, Lindorff-Larsen K. Science. 2010. 330 (6002): 341-346. doi: 10.1126/science.1187409

Die Bedeutung des reinen Zufalls

188) Variation in cancer risk among tissues can be explained by the number of stem cell divisions. Tomasetti C, Vogelstein B. Science. 2015; 347(6217): 78–81. doi: 10.1126/science.1260825

189) Commentary: The age distribution of cancer and a multistage theory of carcinogenesis. Doll R. Int J Epidemiol. 2004;33(6):1183-4. Epub 2004 Nov 2. doi: 10.1093/ije/dyh359

Zusammenfassung und Ausblick

190) Quantum Tunnelling to the Origin and Evolution of Life. Trixler F. Curr Org Chem. 2013; 17(16): 1758–1770. doi: 10.2174/13852728113179990083

191) A quantum mechanical model of adaptive mutation. McFadden J, Al-Khalili J. Biosystems. 1999; 50(3): 203-11.

9 Index

Acetylcholin.............................12f., 59
Acetylcholinesterase-Hemmer.................13, 59
Adenin.....................27, 54, 100
Aktinfilamente.............................39
Aktivierungsenergie.....................24, 107
Akzeptor..............6, 19f., 22, 54, 88f., 121
Alkoholdehydrogenase.....................100
Alternstheorie.............................31
Alterung....5, 9, 29ff., 40, 42f., 47, 57, 66, 96f., 115f.
Alzheimer....1ff., 5f., 8ff., 12ff., 34, 36, 40, 51, 57ff., 65, 67ff., 71, 110, 113ff., 121ff.
Alzheimerkrankheit 1ff., 5f., 8f., 14, 36, 40, 51, 58ff., 65, 68f., 71, 110, 113, 124, 126
Amyloid........5, 8ff., 13f., 16, 34, 43, 67f., 113f., 125
Amyloid (Aß)-Plaques.....................8
Amyloid-Precursor-Protein.................10, 67
Amyloide Aβ -1-40..........................10
Amyloidkaskade.....................5, 9, 113
Amyloidtheorie.............................8
ANLS-Hypothese.............................41
Antennenkomplex.............................21
Antennenpigment.............................21
Antioxidantien.....................42, 62
Apoptose............5f., 31, 35, 37f., 57, 59f., 117, 122
APP.................13, 19, 22ff., 32, 40ff., 47, 53f., 65f., 69, 110, 14, 67
Archaea.....................................16f.
Astrozyten............5, 40ff., 44, 60f., 66, 118
Astrozyten-Neuronen-Laktat-Shuttle........5, 40, 118
Atherosklerose.....................35, 57
Atmungskette 5, 18ff., 23, 25, 29, 32, 44, 65, 67, 91, 99f., 115
ATP...13, 19, 22ff., 32, 40ff., 47, 53f., 65f., 69, 110, 115
Autophagie.....................55, 59
Autophagozytose.............................16
Basenpaar.....................18, 102
Bcl-2.....................37, 59
Bcl-2 Familie.............................37
Bewusstheit............7, 76, 94, 108, 129
Biokatalysator.............................24
Biologika.................................8
Biomarker............6f., 13, 51, 54ff., 86, 120ff., 128
bit....6f., 28, 37, 78, 83ff., 96, 106f., 111, 114, 124f., 127
Bit.....................6f., 78, 81, 83f., 127
Boltzmann............79, 82ff., 86f.
Bottleneck-Effekt.............................48
Calvin-Zyklus.............................22
Caspasen.....................39, 59
Chaperone............15f., 18, 67, 108

Charcot-Marie-Tooth Neuropathie.................34
Chelat.....................................22
Chlorophyll.....................21f., 89
Chromosomen.....................27f., 35, 72
Citratzyklus.....................14, 19, 41
CrisprCas9.....................6, 63, 124
cytochrom.....................114, 130
Cytochrom.....................14, 20, 37f., 99
Cytosin.....................................27f.
Dekohärenz.....................71, 78
Deletion.....................................49
Demethylierung.............................28
Diagnostik............7, 52, 55, 86ff., 128
DNA....5ff., 9, 13f., 16ff., 25ff., 34, 36, 39, 47ff., 54, 58, 63f., 66f., 70, 89, 93, 95, 97, 102f., 107f., 111, 114ff., 119f., 124, 128, 130f.
Donor.....................................88f.
Doppelmembran.............................17
Dunkelreaktion.............................22
Dynamischer Energie-Metabolismus........5, 40, 118
Elektronenakzeptoren.................6, 54, 121
Elektronentransportkette...5, 7, 20, 22, 36, 99, 115, 130
elementare Information.................77, 84f., 94
Endosymbiontentheorie.....................16
Entität.....................8, 76, 78, 83
Entropie............7, 77, 79ff., 86f., 96f., 111
Enzym. 5, 7, 10, 14, 18f., 22, 24, 30, 41, 44, 59, 78, 86f., 99ff., 108, 115, 130
Enzym-Substrat-Komplex.....................24
Epigenetik.................................28
Eukaryoten.....................9, 16ff., 22
Euzyte.....................................16, 65
Evolutionär.............................27
FADH.....................................19
FDG.....................................13, 57
Fehlfaltung.............................107
Fibroblasten.....................35, 57f.
Fission........5, 7, 18, 32ff., 55, 101f., 116, 130
Förster-Resonanz.....................52, 88f.
Fotosynthese.....................20ff., 89, 99
Freie-Radikale-Theorie.....................29
FRET.....................52ff., 88f., 91, 120
Fusion. 5, 7, 16ff., 32ff., 47, 55, 62f., 66, 101f., 116, 130
Genersatztherapie.................6, 63, 124
Genexpressionsprofil.................14, 51, 67
Glia.....................11f., 40, 57, 67
Glukose........19f., 22f., 40ff., 44, 52ff., 60f., 65f., 99
Glut.....................54, 119, 121

Index

GLUT.................................40
Glykolyse...............19, 40ff., 53, 66, 104
Hämin.................................23
Hämoglobin............7, 22f., 89, 91, 128
Herzinsuffizienz........................110
heteroplasmatisch....................48ff., 110
Heteroplasmie...........5f., 48ff., 63, 67, 119, 124
Hippocampus..................11f., 58, 68
homoplasmatisch.............48, 50, 110
Homoplasmie............................48
Huntington-Krankheit...............14, 34
in vitro................................57, 117
in vivo.............13, 52ff., 57f., 87, 120f., 124
informationsverarbeitender Prozess. 71, 75, 77, 97, 108, 112
interaktionsfreie Messung................91
Inverser Warburg-Effekt.............5, 43f., 119
Jäger und Sammler..................46, 65
Katalyse.........................24, 101
Kohärenz............9, 56, 71, 87f., 93f., 103, 112
kovalente Bindung.......................95
Laktat.............5, 40ff., 53f., 61f., 66, 118
Laktatdehydrogenase....................41
Last universal common ancestor...........16
Lebersche Optikusneuropathie...........49
Lichtsammelkomplex............21, 24, 89f.
LUCA.................16, 65, 84, 110
Makrophagen............................39
Mark........6, 54, 57, 113, 121, 125
MELAS-Syndrom..........................49
Membran...............10f., 19, 52, 62
Messprozess............7, 71, 75f., 82f., 127
Methylierung................5, 27f., 115
metrikfrei...........76f., 83, 85, 94f., 111f.
metrisch...........13, 76ff., 83, 85, 111f.
Meynert-Basalkern......................12
Mikroglia............................11, 13
Mikrotubuli.........11, 33, 39, 63, 91, 102
Mitochondriale Dynamik.....5ff., 32, 45, 55, 62, 101, 116, 119, 121, 124, 130
Mitochondrien.....5, 9, 13f., 16, 18ff., 31ff., 37f., 40, 42ff., 48f., 60, 62f., 65f., 68ff., 88, 99, 102, 115
Mitohormesis.........................60, 123
MITOMAP.................26, 29, 115
Mitose.........................39, 91f.
Molekularbiologie..............86, 105, 130
morphogenetische Baupläne...........85, 95f., 111
mRNA..............................18, 108
MRT.................................13
mtDNA..5f., 13f., 17ff., 25f., 29, 31f., 34, 47ff., 63f., 66f., 70, 114, 119, 124
Mutationen.....6, 9, 13f., 25f., 29, 31f., 46ff., 51, 63, 66f., 70, 94, 97, 108, 124
NADH............6, 19, 22, 53ff., 100, 120f.

NADPH.................................41
nDNA.................17f., 49, 51, 67
Neurodegeneration...6, 30, 35, 53f., 57, 60, 63, 65, 116, 124
neurodegenerativ.......................121
Neuroenergetische Modell..............118
Neurofibrillen..........................8, 10
Neurone.....5, 9, 13, 32, 37, 40ff., 57f., 61f., 66, 118
Neurotransmitter........................12
Nichtgleichgewichtssystem........78, 80, 93
Nichtlokalität..........................75
NMDA-Antagonist....................13, 59
Nukleasen..............................39
Nukleinbase............................27
Onkogene.............................30, 37
Oozyte.............................48, 64
Orbital................85, 96, 106f., 111
Orbitalraum...........................106f.
Organelle...........................17, 62
Oxidativer Stress...............5, 29f., 115
OxPhos..............19, 42ff., 47, 53f., 66
p53.................................58f., 122
Parkin.............14, 34, 115, 121
Parkinsonkrankheit......................34
Pathoätiogenese.................2, 110, 120
Pathogenese...................14, 53, 55
Pathognomie.............................8
PET...................................13
Phagozytose.........................16, 30
Phänotypisierung........................56
Phosphorylierung.............9, 16, 19, 40ff., 66, 101
Photon..21, 65, 70, 76, 78, 85, 88, 90, 92, 94ff., 99, 103f., 106f., 109, 111
Physikalische Realität...........6, 76, 127
Plastizität...................6, 68, 125
Porphyrin.............5, 7, 22f., 89ff., 115, 128
Prävention............................63, 69
Programmierter Zelltod..........6, 59, 122
Proofreading.....................15, 108
Proteasom.........................15f., 43
Proteinfaltung......5, 7, 14, 85, 95, 104f., 107f., 111, 114, 131
Proteinfehlfaltung........................8
Proteinqualitätskontrolle..6f., 16, 67, 107f., 124, 131
Punktmutation...............14, 49, 102
Pyruvat.................14, 40ff., 44, 66
Qualitätskontrolle............5, 14, 108, 114
Quanten-Tunnel-Effekt.................100
Quantenbiologie...........6, 71, 76, 126f.
Quantenfeld.............85, 95ff., 111
Quantenteleportation................85, 111
Qubit....................6f., 78, 83f., 127
Reaktive Sauerstoffspezies...5, 7, 29, 104, 115, 131
Regulation.......5, 31f., 35, 57, 96, 104, 116, 121

INDEX

Replikation................18, 25, 35, 92, 103, 108
Replikative Seneszenz..........................31
RNA.............16, 18, 28, 35, 49, 89, 108
ROS.....7, 29ff., 47, 54, 60, 99, 104, 115, 121, 123, 131
rRNA...18, 49
RuBisCO..22
sapp..94
sAPP...10
Sarkopenie..110
SASP...35f., 57
Sauerstoffradikal............25, 29, 31, 99
Schlüssel-Schloss-Prinzip...................24
Selektion.........................9, 72, 94, 112
Seneszenz.....5f., 31, 35ff., 51, 57f., 66f., 117, 122, 124
Seneszenz-Assoziierter-Sekretorischer-Phänotyp
....35
Seneszenzhypothese...........................36
Shannon.....................79, 81, 86, 127
Signalsequenz.............................14, 52
Signaltransduktion...............................34
Spindeln..64
statistische Information..............81, 84
sTrem2...13
Stress-Response-Phänomen..............58
Substrat...............24f., 57, 60, 65, 101
Supraleitung..103
Synapse..............................12, 63, 68

Tau-Protein.....................................11, 13
Telomer........................31, 35f., 58, 117
Telomerase...35f.
Thymin..27f.
Transkription.........................18, 28, 107
Translation...................16, 18, 107, 114
tRNA...18, 49
Tumorsuppressorgen............................28
Tunneln............9, 75, 90, 99, 104, 108, 112
Übergangszustand.......................24, 101
Ubichinon......................................19, 99
Uracil..28
Van-der-Waals...............................95, 103
Warburg-Effekt...........5f., 43f., 53f., 66, 119, 124
Wasserstoffperoxid........................29, 104
Wechselwirkungen......7, 14, 24, 37, 62, 71, 76, 78, 83f., 91, 95, 100, 102, 127
Wirklichkeit...............6, 76ff., 83, 94, 111f., 127
Wirtszelle...16, 37
Zytoplasma...................15f., 18, 37f., 64
Zytoskelett......................................11, 39
Zytosol....................................18, 52, 62
α-helikaler Struktur..............................10
α-Proteobakterium...............................37
α-Sekretase..10
α–Proteobakterien.............................16f.
β -Sekretase...10
β-Faltblattstruktur................................10
γ-Sekretase..10

Naturwissenschaft, Physik und Astronomie

– **Äquivalenz von Information und Energie.** Von: K.-D. Sedlacek

– **Das Gesetz im Zufall:** Wie sich verborgene Gesetzlichkeit manifestiert. Von: Moritz Cantor u. K.-D. Sedlacek (Hrsg.)

– **Der Widerhall des Urknalls:** Spuren einer allumfassenden transzendenten Realität jenseits von Raum und Zeit. Von: K.-D. Sedlacek

– **Einsteins Relativitätstheorie ganz ohne Mathematik.** Spezielle und allgemeine Relativitätstheorie. Von: Prof. Dr. Paul Kirchberger u. K.-D. Sedlacek (Hrsg.)

– **Freizeitvergnügen Sternenhimmel mit bloßem Auge:** Wie man Sternbilder auffindet ohne Instrumente. Von: Prof. Dr. Paul Kirchberger u. K.-D. Sedlacek (Hrsg.)

– **Phänomen Naturgesetze:** Das Geheimnis hinter den Erscheinungen der Welt. Von: K.-D. Sedlacek

– **Supervereinigung:** Wie aus nichts alles entsteht. Von: K.-D. Sedlacek

– **Die Natur psycho-physikalischer Phänomene.** Erforschung telekinetischer Vorgänge. Von: Schrenck-Notzing, A. u. Klaus D Sedlacek (Hrsg.)

– **Giganten der Physik.** Die Top10-Physiker der Menschheitsgeschichte. Von: Klaus-Dieter Sedlacek (Hrsg.)

– **Der allmächtige Informatiker:** Das Mysterium des Universums. Von Sir James Jeans u. K.-D. Sedlacek (Hrsg.)

– **Der verborgene Mechanismus des Weltgeschehens:** Neue Erkenntnisse über die Gestalten biotechnischer Systeme der Welt. Von: Dr. h. c. Raoul Francé u. K.-D. Sedlacek

– **Der erdgeschichtliche Klimawandel:** Den wahren Ursachen von Klimaschwankungen auf der Spur. Von Wilhelm Bölsche u. K.-D. Sedlacek (Hrsg.)

Chemie

– **Der Stein der Weisen:** Wie die Alchemie zur Chemie wurde. Von: Wilhelm Ostwald et. al. u. K.-D. Sedlacek (Hrsg.)

– **Durchblick Chemie:** Praktische Grundlagen und Einführung in die anorganische, organische und Biochemie. Von: Prof. Dr. Lassar-Cohn, Prof. Dr. W. Löb, K.-D. Sedlacek

Natur- und Philosophie

– **Die letzten Ursachen.** Das Buch der Naturerkenntnis. Von: K.-D. Sedlacek

– **Gebundener Wille:** Wie frei ist menschlicher Wille tatsächlich? Von: K.-D. Sedlacek, G.F. Lipps et. al.

– **Jenseits der Erscheinungen:** Erkennbarkeit und Realität der Quantennatur. Von: Prof. Dr. M. Schlick u. K.-D. Sedlacek (Hrsg.)

– **Kleines Wörterbuch der Natur-Philosophie:** 1200 Begriffe, die man kennen sollte, kurz und prägnant. Von: K.-D. Sedlacek

– **Naturphilosophie:** Das Wesen von Naturgesetzen und die Erklärung des Lebens. Von: Prof. Dr. M. Schlick u. K.-D. Sedlacek (Hrsg.)

– **Vereinbarkeit von Religion und Naturwissenschaft.** Von: Kurd Laßwitz u. K.-D. Sedlacek (Hrsg.)

– **Das Konzept des Guten.** Sinnliches Empfinden – Der Ursprung unserer Wertvorstellungen. Von: Klaus-Dieter Sedlacek (Hrsg.)

– **Ist echte Erkenntnis möglich?** Einführung in die Erkenntnistheorie. Von: Prof. Dr. Erich Becher u. K.-D. Sedlacek (Hrsg.)

– **Das individuelle Ich**: Was ist der Kern des Selbstbewusstseins? Von: Th. Lipps u. K.-D. Sedlacek (Hrsg.).

– **Persönlichkeit und Unsterblichkeit:** In welcher Form existiert ein Weiterleben nach dem zeitlichen Ende? Von: Wilhelm Ostwald u. K.-D. Sedlacek (Hrsg.)

– **Die idealistischen Grundwerte unserer Kultur.** Von Johannes M. Verweyen u. K.-D. Sedlacek (Hrsg.)

BEWUSSTSEIN

– **Leben nach dem Leben:** Befreiung des Bewusstseins von den Fesseln der Zeit. Von: K.-D. Sedlacek

– **Quantenbewusstsein.** Von: N. Wrobel u. K.-D. Sedlacek

– **Synthetisches Bewusstsein.** Von: K.-D. Sedlacek

– **Unsterbliches Bewusstsein:** Raumzeit-Phänomene, Beweise und Visionen. Von: K.-D. Sedlacek

LEBEN UND MEDIZIN

– **Leben aus Quantenstaub.** Von: N. Wrobel u. K.-D. Sedlacek,

– **Was ist Krankheit?** Von: N. Wrobel u. K.-D. Sedlacek

– **Bewusstsein und Unsterblichkeit.** Von: C. L. Schleich u. K.-D. Sedlacek (Hrsg.)

– **Die Lebenskraft:** Wie Enzyme, Bewusstsein und quantenbiologische Effekte das Leben regulieren. Von: K.-D. Sedlacek u. N. Wrobel,

– **Die verborgene Ordnung des Weltsystems.** Neue Erkenntnisse über die schöpferischen Kräfte der Natur. Von: Dr. h. c. Raoul Francé u. K.-D. Sedlacek (Hrsg.)

– **Homöopathie und Praxis:** Naturheilkundliche alternative Medizin für den mündigen Patienten. Von: Dr. med. J. Voorhoeve u. K.-D. Sedlacek (Hrsg.)

PSYCHOLOGIE

– **Gestalt-Psychologie:** Einführung in die neue Psychologie vom Begründer der Gestaltpsychologie. Von: Prof. Dr. Kurt Koffka u. K.-D. Sedlacek (Hrsg.)

– **Die ersten Spuren psychischer Erscheinungen:** Das psychische Leben von Mikroorganismen – Eine Studie in experimenteller Psychologie. Von Alfred Binet u. K.-D. Sedlacek (Übers.)

– **Allgemeine moderne Psychologie:** Systematische Einführung in die Wissenschaft psychischer Prozesse. Von August Messer u. K.-D. Sedlacek (Hrsg.).

BIOLOGIE

– **Wie intelligent sind Pflanzen?** Sensationelle Einblicke in die geheime Seite des pflanzlichen Wesens. Von Prof. Dr. phil. Adolf Wagner u. K.-D. Sedlacek

– **Über Menschenaffen, Tierseele und Menschenseele:** Intelligenzprüfungen an Hominiden. Von Wilhelm Bölsche et. al. und K.-D. Sedlacek (Hrsg.)

GESCHICHTE, VOR- U. FRÜHGESCHICHTE

– **Die geheimnisvolle Kultur der alten Kelten.** Von Druiden, Fürstensitzen und der Lebensart unserer frühgeschichtlichen Vorfahren. Von Georg Grupp u. K.-D. Sedlacek (Hrsg.)

– **Der Alchemist Leonhard Thurneysser.** Die Lebensgeschichte des Goldmachers von Berlin. Von Klaus-Dieter Sedlacek (Hrsg.)

– **Es begann mit Feuerskraft.** Das Werden des Menschen und seiner Kultur. Von Carl W. Neumann u. K.-D. Sedlacek (Hrsg.)

– **Gefangen zwischen Eisschollen:** Die dramatische Entdeckungsgeschichte der Antarktis. Von Klaus-Dieter Sedlacek (Hrsg.)

RATGEBER FREIZEIT U. REISE

– **Kultur erleben mit den Wohnmobil in Frankreich:** Vierzig kulturelle Highlights, Park- und Übernachtungspätze sowie Navigationskoordinaten. Von Klaus-Dieter Sedlacek

– **Kochbuch für ganze Kerle:** Kräftige und Feinschmeckergerichte für Freizeit und Camping. Von K.-D. Sedlacek (Hrsg.)

FORSCHUNGSREISEN U. ABENTEUER

– **Meine erste Weltumseglung:** Tagebuch einer epochalen Expedition. Von James Cook u. K.-D. Sedlacek (Hrsg.)

– **Exotische Reise durch Persien:** Abenteuerlicher Bericht aus einer fremdartigen Welt des 19ten Jahrhunderts. Von Pierre Loti u. K.-D. Sedlacek (Hrsg.)

FANTASTISCHE WELT
ROMANE UND ERZÄHLUNGEN

Bd. 1: **Parallelwelt-Universum und die Suche nach der Weltformel.** Von: K.-D. Sedlacek

Bd. 2: **Marskolonie Eos: und die verschwindende Realität.** Von: K.-D. Sedlacek

Bd. 3: **Korakar: Geheimnisvolles Leben unter ewigem Eis.** Von: K.-D. Sedlacek

Bd. 4: **Die Spur des Dschingis-Khan.** Von: Hans Dominik, K.-D. Sedlacek (Hrsg.)

Bd. 5: **Atlantis: Die Rückkehr der Götter.** Von: Moriz Hoernes, K.-D. Sedlacek (Hrsg.)

SONSTIGE ROMANE

– **Prinz Otto oder Der Phönix und die Freiheit:** Roman über Intrigen und Macht, Verrat, Hinterlist und wahre Liebe - vom Autor der 'Schatzinsel' und von 'Dr. Jekyll und Mr. Hyde'. Von: Robert Louis Stevenson, K.-D. Sedlacek (Hrsg.), Vito von Eichborn (Hrsg.)

– **Herr der Welt.** Von: Jules Verne u. K.-D. Sedlac.. ....g.)